W0362564

1a Bauchmuskeln

Das ultimative Bauch-Programm

NOVAGENICS

Klaus Arndt

Wichtiger Hinweis

Alle in diesem Buch veröffentlichten Ratschläge wurden von Verfasser(n) und Verlag sorgfältig geprüft. Eine Garantie kann dennoch nicht übernommen werden. Ebenso ist eine Haftung des/der Verfasser(s) bzw. des Verlages und seiner Beauftragten für Personen-, Sach- und Vermögensschäden ausgeschlossen.

Die Erkenntnisse der Sportwissenschaft und Medizin unterliegen einem laufenden Wandel durch Forschung und Erfahrung. Alle in diesem Buch getroffenen trainingsmethodischen Empfehlungen wurden vom Autor, bzw. den Autoren mit großer Sorgfalt erarbeitet und geprüft. Das entbindet den Leser dieses Werkes jedoch nicht von der Verpflichtung, präventive und therapeutische Entscheidungen in eigener Verantwortung zu treffen.

Dank

Der Autor bedankt sich für die freundliche Mitarbeit von Carsten Borstel, Stephan Korte und Oliver Esteban, der die Demonstration der Übungen übernommen hat.

ISBN 10: 3-929002-07-8
ISBN 13: 978-3-929002-07-0

Klaus Arndt
1a Bauchmuskeln – das ultimative Bauch-Programm
5. Auflage Novagenics-Verlag 2006

Copyright © 1995-2006 Novagenics-Verlag, D-59755 Arnsberg

Dieses Werk, einschließlich aller seiner Teile, ist urheberrechtlich geschützt. Jede Verwertung außerhalb der engen Grenzen des Urheberrechts ist ohne Zustimmung des Verlages strafbar. Dies gilt insbesondere für Vervielfältigungen, Übersetzungen und Mikroverfilmungen, sowie Einspeicherung und Bearbeitung in elektronischen Systemen.

Inhalt

Zeichnungen & Diagramme:

»WER KEINE BAUCHMUSKELN HAT,
IST KEIN BODYBUILDER.«

BEV FRANCIS

»DA MÄNNER AM BAUCH
UNVERHÄLTNISMÄSSIG VIELE FETTZELLEN HABEN,
SIND GUT DEFINIERTE BAUCHMUSKELN
EIN ZEICHEN FÜR TOPFORM — HART, STARK,
KEIN GRAMM FETT ZUVIEL.«

ARNOLD SCHWARZENEGGER

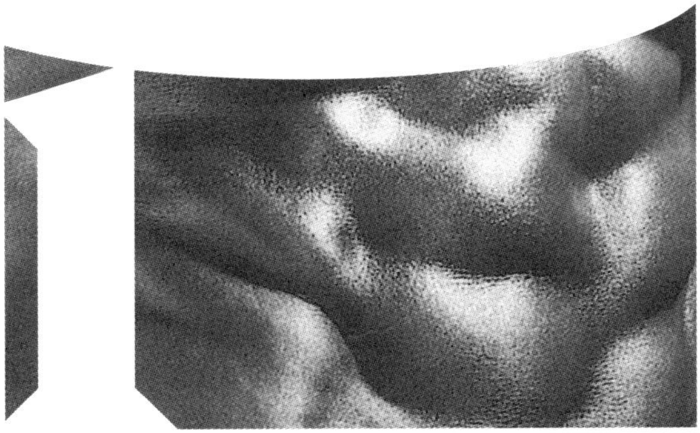

1 Super-Bauchmuskeln

Sit-Ups bringen nicht viel

Beim Thema Bauchtraining denken viele Menschen sofort an Sit-Ups. In beinahe jedem Fitness-Studio zählt diese Bauchmuskel-Übung zum Standardrepertoire von Trainern und Übungsleitern. Generationen von Kraftsportlern haben endlose Sätze von Sit-Ups absolviert, um sich in Form zu bringen.

In den guten alten Tagen des Bodybuildings, in den fünfziger und frühen sechziger Jahren, spielten gut entwickelte Bauchmuskeln im Bewußtsein vieler Athleten noch keine große Rolle. Masse und Symmetrie des gesamten Körpers waren auch den meisten Kampfrichtern wichtiger. Erst in der zweiten Hälfte der sechziger Jahre gewann eine ausgeprägte Mittelpartie zunehmend an Bedeutung.

Trotzdem legten viele bekannte Kraftsportler in der Aufbauphase wenig Wert auf Bauchtraining, um ihre Symmetrie nicht zu gefährden. Breite Schultern und eine schmale Taille sollten die V-Form des Latissimus betonen, sowie den Oberkörper wuchtiger erscheinen lassen. Damals herrschte der Eindruck vor, eine »überentwickelte« Bauchmuskulatur könnte einem Bodybuilder im Wettkampf zum Nachteil gereichen.

Erst in der Vorwettkampfphase, bei reduzierter Kalorienzufuhr, wurde das Training der Bauchmuskeln zum umfangreichen Bestandteil des täglichen Trainings. Viele Athleten waren darüber hinaus davon überzeugt, überschüssiges Körperfett in der Taillenregion durch Bauchtraining reduzieren zu können. Daher trainierten sie endlose Sätze Sit-Ups, Roman Chair-Sit-Ups, oder Rumpfdrehen für die seitlichen Bauchmuskeln. Arnold Schwarzenegger, Franco Columbo, Frank Zane und andere waren berühmt dafür, viele hundert Wiederholungen von Sit-Ups hintereinander ausführen zu können.

Heute wird das Bauchtraining anders gesehen. Das Training der geraden und schrägen Bauchmuskeln ist mittlerweile normaler Bestandteil jedes Kraftrainings. Bauchmuskeln werden ebenso regelmäßig trainiert wie jede andere Muskelgruppe. Auch die Trainingsprinzipien haben sich geändert. Wer seine Oberarme gern kräftig und gut entwickelt sehen möchte, wird sie wohl kaum mit Sätzen von 50 Wiederholungen bearbeiten, sondern eher kurz und intensiv trainieren. So wird das größtmögliche Wachstum stimuliert; in der nachfolgenden Regenerationsphase passen sich die Muskeln der Belastung an und wachsen. Auch die Bauchmuskeln können auf diese Weise sehr effektiv trainiert werden.

Selbst der Fettabbau in der Taillenregion ist mit einer fettarmen Ernährung und aeroben Übungen sehr viel effektiver möglich, als mit endlosen Sätzen Bauchtraining. Auch wenn durch ausdauerndes Bauchtraining der lokale Fettverlust ein wenig gefördert werden sollte, so geschieht das über eine Diät, kombiniert mit einem vernünftigen Maß an aeroben Übungen doch ungleich effektiver.

Wer also schnell harte und gut definierte Bauchmuskeln präsentieren möchte, muß mehrgleisig fahren: Effektives Training (dazu mehr im folgenden Kapitel) und ausreichende Regeneration sorgen für schnelles Muskelwachstum. Eine fettreduzierte Ernährung und aerobe Übungen auf niedrigem Intensitätsniveau führen zu einem erhöhten Umsatz an gespeicherten Fettsäuren aus den Depots am Körper und letztlich dazu, daß die Fettschicht über den Bauchmuskeln dünner wird und diese so deutlich hervortreten.

Fettabbau durch Diät

Begehen Sie nicht den Fehler, Ihre Kalorienzufuhr zu stark einzuschränken. Sie gefährden nicht nur Ihre Trainingsfortschritte, sondern verlieren auch sehr schnell an Muskelmasse. Der Gewichtsverlust bei einer strengen Reduktionsdiät ist zunächst (d.h., solange noch reichlich Muskelgewebe vorhanden ist) zu gleichen Teilen auf einen Abbau von Fettsäuren aus den Depots am Körper *und* Muskelgewebe zurückzuführen.

Die Freisetzung von Aminosäuren wie Alanin und Serin aus dem Muskelprotein – für die Umwandlung in Glukose zur Blutzuckergewinnung – setzt bereits ein, sobald der Blutzuckerspiegel zwischen den Mahlzeiten absinkt. Der menschliche

Organismus ist aufgrund seiner Entwicklungsgeschichte stets bestrebt, die Fettdepots als »letzte Reserve« aufzusparen. Zur Energiegewinnung werden Kohlenhydrate und Muskeleiweiße den Fetten stets vorgezogen

Je stärker die Kalorienzufuhr eingeschränkt wird, desto stärker wird auch der Stoffwechsel verlangsamt, um Kalorien einzusparen und die Fettdepots zu schonen. Ein verringerter Grundumsatz ist aber so ziemlich das letzte, was ein Sportler sich wünschen kann, der seinen Körperfettanteil reduzieren möchte. Essen Sie daher ausreichend, aber mit Verstand: Sobald sich der Hunger meldet, sollten Sie dem Körper auch Kalorien zuführen. Eine Diät mit 60-70% Kalorien aus komplexen Kohlenhydraten, 10-30% Kalorien aus tierischem Protein und 10% Kalorien aus Fett liefert viel Energie für einen aktiven Tag. Die Gesamtkalorienmenge richtet sich dabei nach Ihrer körperlichen Aktivität.

Verzehren Sie aber statt der üblichen zwei oder drei Mahlzeiten besser vier bis sechs kleinere pro Tag. Das bringt Ihnen handfeste Vorteile:

- Mehrere kleinere Mahlzeiten belasten die Verdauungsorgane weniger als einige große.
- Die Gefahr, daß überflüssige Kalorien aus einer üppigen Mahlzeit als Depotfett gespeichert werden, ist geringer (der Appetit ebenfalls).
- Der Blutzuckerspiegel wird konstant gehalten.
- Die Nährstoffversorgung (Kohlenhydrate, Proteine und Mikronährstoffe) verläuft gleichmäßig über den ganzen Tag.

Mit diesem Ernährungsmodell wird eine gleichmäßige Versorgung mit Nährstoffen bei höchstem Stoffwechsel-Grundumsatz und geringster Fettspeicherungsrate erreicht. Die Kombination von Protein und Kohlenhydraten in jeder Mahlzeit führt dazu, daß der Blutzuckerspiegel nicht so schnell und so stark wieder abfällt, als wenn nur Kohlenhydrate zugeführt werden. Und selbst bei einem niedrigen Fettanteil in den Mahlzeiten stellt sich ein besseres Sättigungsgefühl ein.

Für einen schnellen Abbau der lästigen Fettdepots im Bereich der Körpermitte muß aber nicht nur der Fettverzehr auf ein Minimum reduziert werden. Die Art der verzehrten Kohlenhydrate spielt ebenfalls eine wichtige Rolle für den Fettabbau. Meiden Sie unbedingt Lebensmittel, die einen hohen Gehalt an einfachen Kohlenhydraten aufweisen. Weißmehl und Traubenzucker (liegt in vielen Nahrungsmitteln als Glukosesirup vor), Tafelzucker und brauner Zucker gelangen sehr schnell ins Blut und lassen den Blutzuckerspiegel stark ansteigen. Der Körper ist aber bestrebt, den Blutzuckerspiegel stets auf konstantem Niveau zu halten und wird so gezwungen, Insulin auszuschütten, um den überschüssigen Blutzucker zu entfernen. Als nächster Schritt wird der so aus dem Blut entfernte Zucker als Körperfett für die spätere Verwendung gespeichert.

Ein starker Blutzuckeranstieg durch einfache Kohlenhydrate zieht immer einen starken Insulinausstoß nach sich. Oft wird auch mehr Blutzucker entfernt, als nötig und der starke Abfall des Blutzuckerspiegels läßt nicht nur Konzentrationsstörungen, Mattigkeit und Schwächegefühle aufkommen, sondern kann auch neue Hungergefühle auslösen. Wenn jetzt erneut Nahrungsmittel mit einem hohen Gehalt an einfachen Kohlenhydraten verzehrt werden, beginnt der gleiche Kreislauf wieder von vorn: Blutzuckerüberschuß, Insulinausstoß, Fettspeicherung und schneller Blutzuckerabfall.

Nudeln aller Art, Reis, Kartoffeln und Getreideprodukte versorgen den Stoffwechsel ebenfalls mit lebensnotwendigen Kohlenhydraten, allerdings in Form von großen Molekülen. Diese »komplexen« Kohlenhydrate müssen erst aufgespalten werden, ehe sie als Blutzucker der Energiebereitstellung dienen können. So kommt es zu einer gleichmäßigeren Versorgung: Der Blutzuckeranstieg verläuft langsamer und über einen längeren Zeitraum. Die auch hier notwendige Insulinausschüttung ist geringer, ebenso wie die Fettspeicherungsrate.

Lediglich nach dem Training ist die Zufuhr kleinerer Mengen an einfachen Kohlenhydraten, kombiniert mit komplexen Kohlenhydraten, sinnvoll: Bei erschöpften Glycogenspeichern und Zuckermangel wird sonst Muskeleiweiß verbrannt. Doch bei allen anderen Mahlzeiten sollten sie unbedingt komplexen Kohlenhydraten den Vorzug geben: Sie verhelfen Ihnen nicht nur zu mehr Energie bei geringerer Umwandlungsrate in Körperfett; auch die vollständige Auffüllung der durch das Training erschöpften Kohlenhydratspeicher in Muskeln und Leber verläuft so optimaler.

Aerobe Übungen zum Fettabbau

Ein weiterer wichtiger Faktor für markante Bauchmuskeln, dem viele Kraftsportler nicht genügend Aufmerksamkeit schenken, ist die Erhöhung des Stoffwechsel-Grundumsatzes und damit ein gesteigerter Fettabbau durch aerobes Training (Je dünner die Fettschicht am Bauch, desto deutlicher treten die Muskeln hervor). In Ruhe zieht der Körper vor allem Fettsäuren zur Energiegewinnung heran. Wenn Sie also im Laufe des Tages mehr Kalorien verbrauchen, werden auch mehr Fettsäuren aus den Depots am Körper zur Energiegewinnung eingesetzt. Aerobe Übungen mit längerer Dauer (mindestens 30 Minuten) und niedriger Intensität »verbrennen« nicht nur überwiegend Fettkalorien, wenn sie ausgeführt werden. Noch viele Stunden nach dem Ende der aeroben Aktivität bleibt der Grundumsatz erhöht. Fettabbau kann aber nur dann optimal betrieben werden, wenn der Körper ausreichend Sauerstoff bekommt. Daher muß das aerobe Training mit einer niedrigen Intensität durchgeführt werden. Überschreitet die Pulsfrequenz einen bestimmten Punkt, so stellt der Körper mehr und mehr auf die Energiegewinnung aus Kohlenhydraten um.

Für optimalen Fettabbau sollten Sie sich während der aeroben Übungen nur so stark anstrengen, daß Sie noch durch die Nase atmen können. Sobald Sie auf Mundatmung umstellen, ist in der Regel die Intensitätsgrenze für optimalen Fettabbau bereits überschritten. Sie werden sich rasch steigern, ohne Ihre Pulsrate stark zu erhöhen. Achten Sie aber darauf, die Intensität stets an der aeroben/anaeroben Schwelle zu halten; also ungefähr da, wo Sie die Nasenatmung aufgeben und zur Mundatmung übergehen müssen.

Aus diesem Grund sind Sportarten mit ungleichmäßiger und teilweise zu hoher Belastung (und somit auch zu hoher Pulsfrequenz) für optimalen Fettabbau weniger geeignet. Beispiele hierfür sind Fußball, Basketball, Handball, aber auch Tennis, Squash und Badminton. Auch die in vielen Fitness-Studios vorhandenen Step-Maschinen (simuliertes Treppensteigen), Ruder-Maschinen sowie Fahrradergometer, die sich nicht auf konstante Belastung einstellen lassen, sind weniger geeignet. Zu empfehlen sind dagegen Aktivitäten wie Powerwalking (forciertes Gehen, auch auf dem Laufband möglich), gleichmäßiges Radfahren, Jogging, Schwimmen und Fahrradergometer, die sich auf konstante Belastungen einstellen lassen (eben *keine* simulierten Berg- und Talfahrten).

Für einen optimalen Effekt sollten Sie aerobe Übungen mindestens 30 Minuten lang ausführen, besser sind sogar 45 bis 60 Minuten. Die Dauer hat absoluten Vorrang vor der Intensität. Sie werden schnell feststellen, daß Sie sich bei aeroben Aktivitäten zum Ende des Trainings (oder als separate Trainingseinheit) nicht übermäßig anstrengen müssen, um eine akzeptable Fettabbaurate zu erreichen.

Aerobes Training, egal ob Powerwalking an der frischen Luft oder Gehen auf dem Laufband, Fahrradfahren oder radeln auf dem Fahrradergometer, können Sie dann durchführen, wenn es Ihnen am besten paßt. Vielleicht finden Sie früh morgens Zeit dafür, oder Sie nutzen die Mittagspause. Wenn Sie Muskeltraining und aerobes Training verbinden wollen, sollten Sie stets zuerst die Muskeln trainieren, bevor Sie aerobe Übungen ausführen. So nutzen Sie Ihre volle Konzentration und die aufgefüllten Kohlenhydratspeicher für das hochintensive Muskeltraining. Bei der niedrigen Intensität, die für unsere aeroben Übungen erforderlich ist, brauchen Sie keines von beiden.

Wirkungslose Mittel

Eine schlanke Taille und definierte Bauchmuskeln sind schon länger in Mode. Wie in anderen Bereichen auch, führen hier viele Wege »nach Rom«, doch einige eben schneller als andere. Unsere Kombinationsmethode aus Intensiv-Training, korrekter Ernährung und aeroben Übungen mit niedriger Intensität ist derzeit wohl die beste Methode für harte, definierte und gut sichtbare Bauchmuskeln in kurzer Zeit. Sie ist nicht nur wissenschaftlich abgesichert, sondern wird auch in mehr oder weniger abgewandelter Form von unzähligen Bodybuildern in aller Welt angewandt.

Selbst wenn Sie bisher noch kein regelmäßiges Körpertraining betrieben haben, werden Sie davon ebenso profitieren wie der erfahrene Kraftsportler. Ein gewisses Maß an körperlicher Aktivität und Disziplin bei der Durchführung ist allerdings erforderlich. Geben Sie unserem Programm eine Chance, und schon nach wenigen Wochen werden Sie die positiven Effekte am eigenen Leibe verspüren. Die im folgenden aufgeführten Wege zum Fettverlust in der Taillenregion sind dagegen wenig effektiv. Auch wenn immer noch dafür geworben wird, sollten Sie besser mißtrauisch bleiben: Wirksame Wundermittel und -methoden sind ebenso selten wie vierblättrige Kleeblätter.

Geräte mit Vibrationsbändern

Ein Klassiker, der schon in den 30er Jahren eingesetzt wurde: Diese Maschinen wirken über einen weiten Vibrationsgurt, der an Bauch, Hüfte, Rücken oder Oberschenkel plaziert werden kann. Die Bewegungen sind wie eine rauhe Massage und nach 5 Minuten fühlen Sie sich wie nach einem harten Training. In Wirklichkeit wird jedoch lediglich das Fett »durchgeschüttelt«. Auf diese Weise verbessern Sie weder das Aussehen der Bauchmuskeln, noch läßt sich ein fettabbauender Effekt erzielen.

Die Muskeln des Bauches

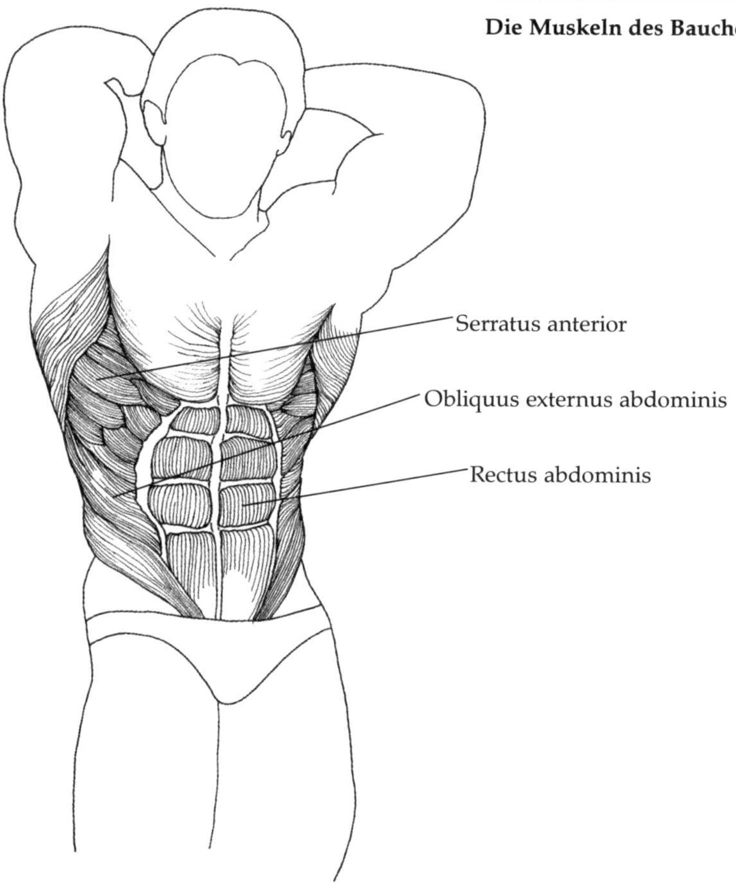

- *Rectus abdominis*, der gerade Bauchmuskel, neigt den Oberkörper vor und hebt das Becken.
- *Obliquus externus abdominis*, die seitlichen schrägen Bauchmuskeln, beugen und drehen den Rumpf.
- *Serratus anterior*, der Sägemuskel, zieht die Schultern nach vorn und unten.

Gummihosen

Ebenfalls ein Klassiker und mindestens seit den 50er Jahren im Gebrauch: Hierbei werden Teile des Körpers (gewöhnlich die Taillengegend) mit elastischen Kleidungsstücken aus Gummi umhüllt, um einen unmittelbaren Gewichtsverlust zu erzielen. Dabei werden manchmal zusätzliche Cremes verwendet, um den Effekt zu erhöhen. Da die Haut nicht atmen kann, schwitzt sie an den betreffenden Stellen sehr stark. Eine Gewichtsabnahme über einen (kurzfristigen) Flüssigkeitsverlust hinaus ist jedoch nicht nachweisbar.

Medikamente

Es gibt drei Typen von Medikamenten, die einen Gewichtsverlust ermöglichen. Keine davon ist empfehlenswert. Sie werden in der Regel vom Arzt verschrieben, um ein medizinisches Problem zu lösen.

Typ 1 bilden sogenannte Appetitzügler. Sie können theoretisch von Nutzen sein, doch wenn Sie zuwenig Kalorien zuführen, wird Ihr Körper überwiegend die unter viel Mühe antrainierte Muskelmasse zur Energiegewinnung heranziehen. Sie sollten im Gegenteil regelmäßig und reichlich komplexe Kohlenhydrate sowie Protein zuführen und lediglich den Fettverzehr sehr gering halten.

Beim Typ 2 handelt es sich um Tabletten, die die Stoffwechselrate erhöhen. Ihr Organismus verbraucht so mehr Energie. Auch hier wird ein Großteil der Muskelmasse verbrannt; von Bodybuildern werden diese Mittel in der Regel nicht eingesetzt, da sie neben Fettzellen auch die Muskeln schrumpfen lassen. Wenig empfehlenswert.

Typ 3 sind Diuretika, die in erster Linie zur Behandlung von Ödemen gedacht sind. Im Bodybuilding hat es durch den Gebrauch von Diuretika bereits Todesfälle gegeben. Diese Medikamente sind mit größter Vorsicht anzuwenden, da Ihre Wirkung kaum kalkulierbar ist und lebensnotwendige Mineralien (Kalium) in großer Menge ausgeschwemmt werden.

Überdies verlieren Sie durch Diuretika nicht nur Flüssigkeit aus dem Unterhautfettgewebe, sondern auch aus der Muskulatur, was die Muskeln erheblich kleiner aussehen läßt. Zudem ist der Effekt nicht von Dauer, und wegen der gravierenden Nebenwirkungen können hochwirksame, verschreibungspflichtige Diuretika nur über sehr kurze Zeiträume genommen werden. Fazit: Nicht empfehlenswert.

Grundsätzliches zum Bauchprogramm

Beim Novagenics-Bauchprogramm steht Effektivität an erster Stelle. Sie setzen auf korrekte Ernährung und aerobe Übungen, um den Körperfettanteil zu reduzieren. Das Training Ihrer Bauchmuskeln dient allein dazu, möglichst viel (Bauch)Muskelsubstanz in kurzer Zeit aufzubauen – eben jene »rippenartige« Struktur, die Sie sich so sehr wünschen. Allerdings gibt es hier deutliche Unterschiede: Die Struktur der Bauchmuskeln ist genetisch bedingt und bei jedem Menschen anders. Akzeptieren Sie Ihren Typ und machen Sie das Beste daraus.

Es ist nicht möglich, allein in der Taillengegend Fett zu verlieren. Der Fettabbau kann nur am ganzen Körper gleichzeitig erfolgen. Überdies scheint es gerade so, als wenn bei Männern gerade am Bauch und bei Frauen überwiegend die Problemzonen am Po und an den hinteren Oberschenkeln am hartnäckig-

Individuelle Struktur der Bauchmuskeln

Keine ausgeprägte Struktur des Rectus abdominis; Obliquus externus abdominis gut definiert.

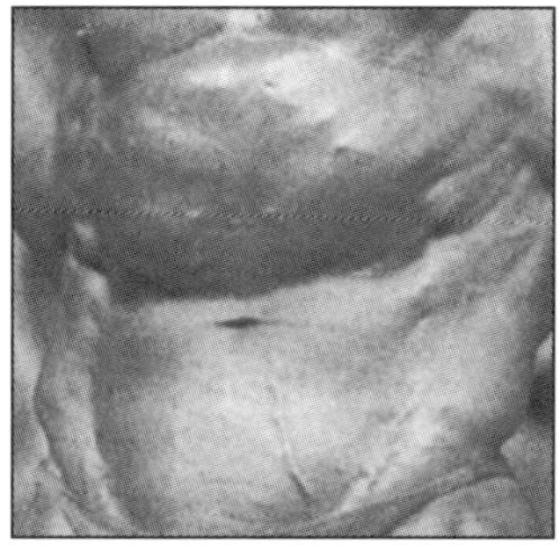

Markante Struktur des Rectus abdominis mit einem »Loch« in der Mitte; seitliche Bauchmuskeln wenig profiliert.

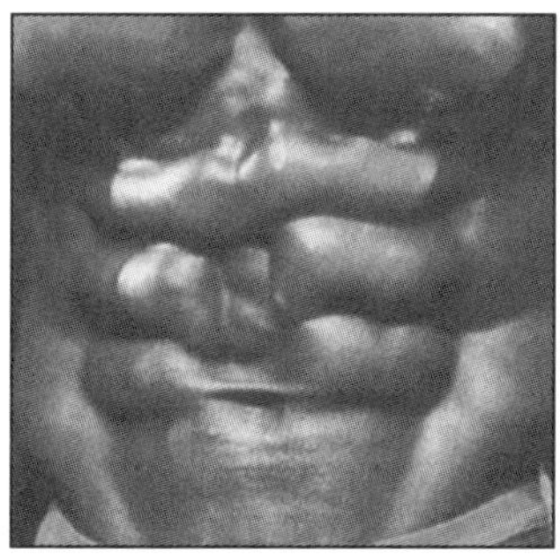

Gut ausgeprägte Struktur des Rectus abdominis – »Rippen« leicht gegeneinander versetzt; seitliche Bauchmuskeln und Serratus-Muskeln ebenfalls gut ausgebildet.

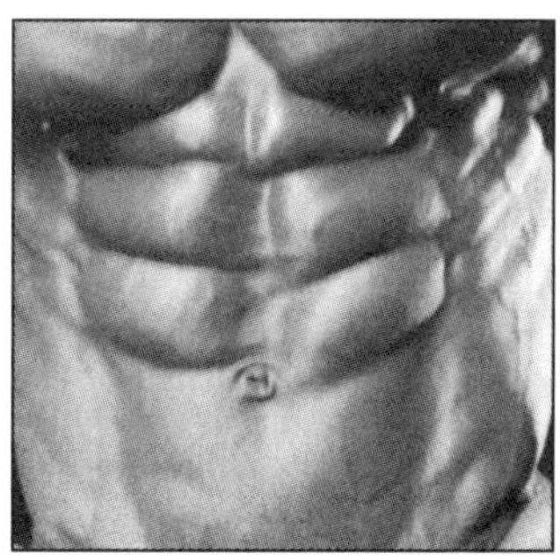

sten allen Versuchen trotzen, die Fettzellen schrumpfen zu lassen. Doch lassen Sie sich nicht entmutigen: Folgen Sie unserem Programm, und schon nach wenigen Wochen werden Sie merkliche Fortschritte feststellen.

Das Novagenics-Trainingsprogramm für die Bauchmuskeln folgt konsequent der Mentzer-Philosophie. Mike Mentzer war in den 70er und frühen 80er Jahren ein sehr bekannter amerikanischer Bodybuilder, der heute so etwas wie eine Renaissance erlebt. Er ist ein guter Freund und Berater von Dorian Yates, dem amtierenden Mr. Olympia, dessen spektakuläre Muskelentwicklung Bodybuilder weltweit in Staunen versetzt.

Mike Mentzer, Mr. Universum und Mr. Amerika, wurde zu seiner aktiven Zeit selbst als aussichtsreicher Anwärter auf den Mr. Olympia-Titel gehandelt. Er entwickelte ein für damalige Verhältnisse revolutionäres Trainingssystem, das er »Heavy Duty« nannte, zu übersetzen etwa mit »schwere Pflicht«. Im Gegensatz zu den anderen Top-Bodybuildern jener Zeit, reduzierte er die Anzahl der Sätze in einer Trainingseinheit radikal und erhöhte statt dessen die Intensität.

Mentzer war der Ansicht, daß die Intensität, nicht die Dauer des Trainings, unser Muskelwachstum entscheidend beeinflußt. Wir haben Mentzers Philosophie der »größten Intensität bei reduzierter Anzahl der Sätze« übernommen. Selbst auf der höchsten Stufe unseres Bauchprogramms führen Sie lediglich sechs Sätze aus, und das nur dreimal pro Woche. Doch die Trainingsintensität liegt so hoch, daß mehr Wiederholungen oder Sätze Ihren Erfolg ernsthaft gefährden würden.

Bei hochintensivem Training überschreiten Sie sehr schnell die Grenze zum Übertraining. Übertraining wird der katabole

Zustand genannt, in dem Sie durch vorangegangene Überlastung Muskelmasse ab- statt aufbauen. Widerstehen Sie daher unbedingt der Versuchung, mehr für Ihren Bauch zu trainieren. Versuchen Sie lieber, die Intensität noch weiter zu erhöhen, indem Sie die Übungen so korrekt wie möglich durchführen.

Sehen Sie das aerobe Training im Programm nicht als lästige Pflicht an, die vernachlässigt werden darf. Die Intensität ist hier sehr gering, doch die Effektivität für den Fettabbau ausgesprochen hoch. Entsprechend Ihres Trainingsstandes werden Häufigkeit und Dauer gesteigert. Im Gegensatz zum Bauchtraining gilt hier aber: Dauer geht vor Intensität.

*

»FÜR BAUCHMUSKELN VON STARQUALITÄT
GIBT ES EINE ÜBUNG, AN DER SIE NICHT VORBEI KOMMEN:
BAUCHPRESSEN.«

SHARON BRUNEAU

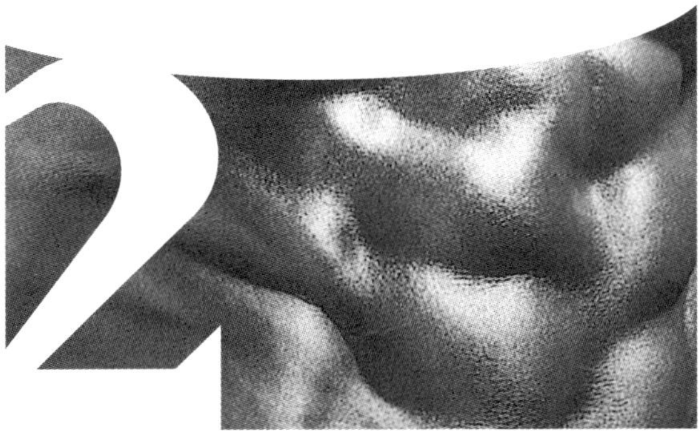

2 Die Übungen

Knieheben hängend

Greifen Sie eine Klimmzugstange mit schulterweitem Obergriff und lassen Sie sich mit gestreckten Armen herabhängen. Der Oberkörper sollte in dieser Position so entspannt wie möglich sein. In der Ausgangsposition sind Ihre Beine leicht angewinkelt. Drücken Sie das Kinn auf die Brust und bringen Sie unter Einsatz der Bauchmuskeln die Knie so weit in Richtung Kinn, wie möglich.

Holen Sie keinen Schwung, und bewegen Sie die Hüften dabei nach vorn und oben, bis Sie eine maximale Kontraktion in den Bauchmuskeln spüren. Atmen Sie dabei aus und spannen Sie die Bauchmuskeln in dieser Position für 1-2 Sekunden stark an. Entspannen Sie und bringen Sie die Beine langsam in die Ausgangsposition zurück.

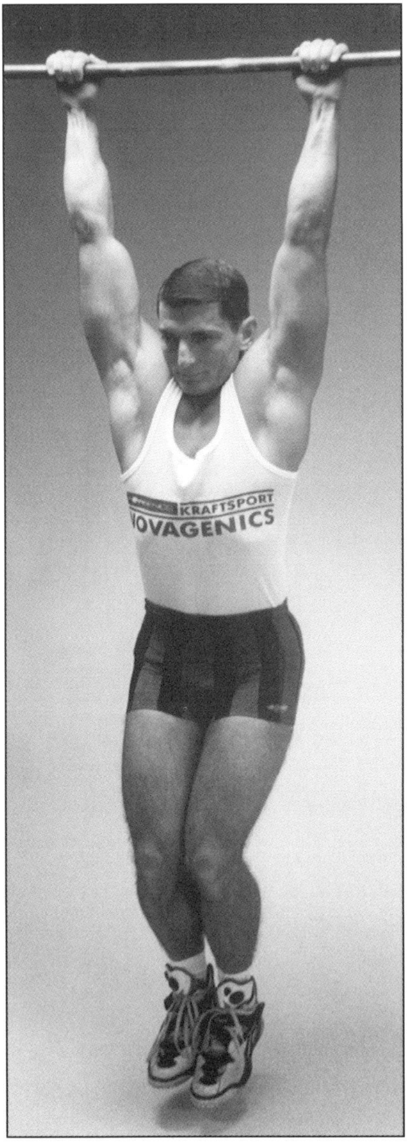

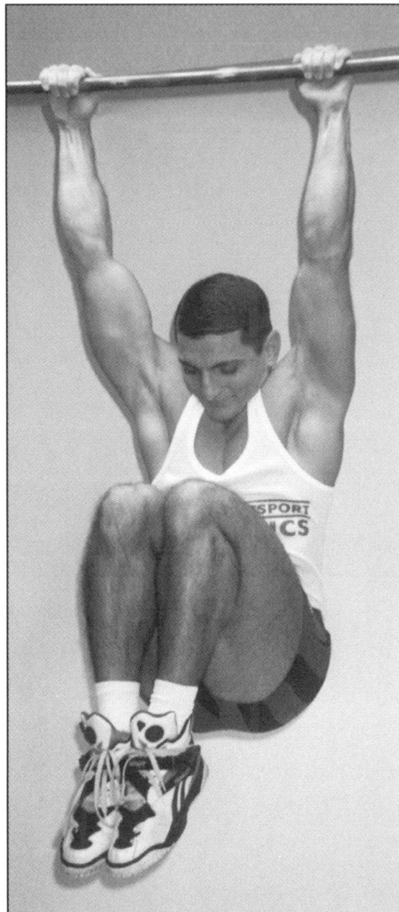

Knieheben hängend
Links: Startposition
Oben: Endposition
Rechts: Knieheben hängend, gedreht – Endposition

Variation - Knieheben hängend, gedreht

Ausführung wie zuvor, jedoch werden die Knie nun abwechselnd seitlich in Richtung der Schulter emporgebracht. So werden die seitlichen Bauchmuskeln stärker beansprucht.

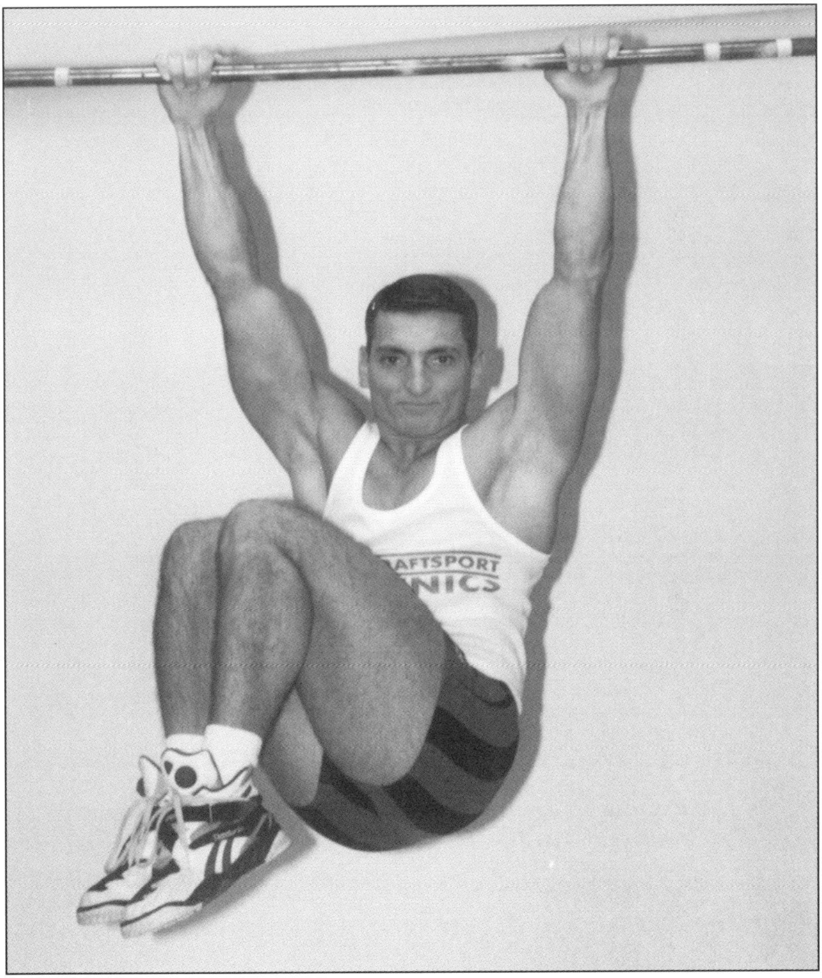

Tips

- Führen Sie die Übung ohne Schwung aus.
- Halten Sie die Beine stets geschlossen.
- Vermeiden Sie ein Hohlkreuz.
- Erhöhen Sie die Belastung nach Bedarf, indem Sie eine leichte Kurzhantel zwischen die Füße nehmen.
- Zum Ende der Übung können Sie noch einige zusätzliche Wiederholungen schaffen, wenn Sie die Beine nicht gleichzeitig, sondern abwechselnd anheben.
- Für das Training zu Haus empfiehlt sich eine Klimmzugstange, die sich sicher im Türrahmen befestigen läßt.
- Um das Festhalten an der Stange zu erleichtern, können Zughilfen eingesetzt werden.

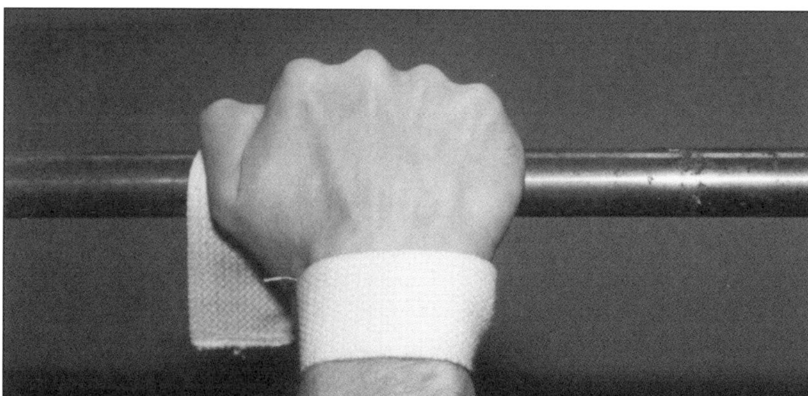

Oben:* *Eine Zughilfe verhindert, daß Ihre Hände vor den Bauchmuskeln ermüden. Rechts: Der Novagenics-Bauchtrainer erlaubt eine noch komfortablere Ausführung der Übung. Ohne Belastung von Händen und Armen können Sie sich voll und ganz auf die Bauchmuskeln konzentrieren.

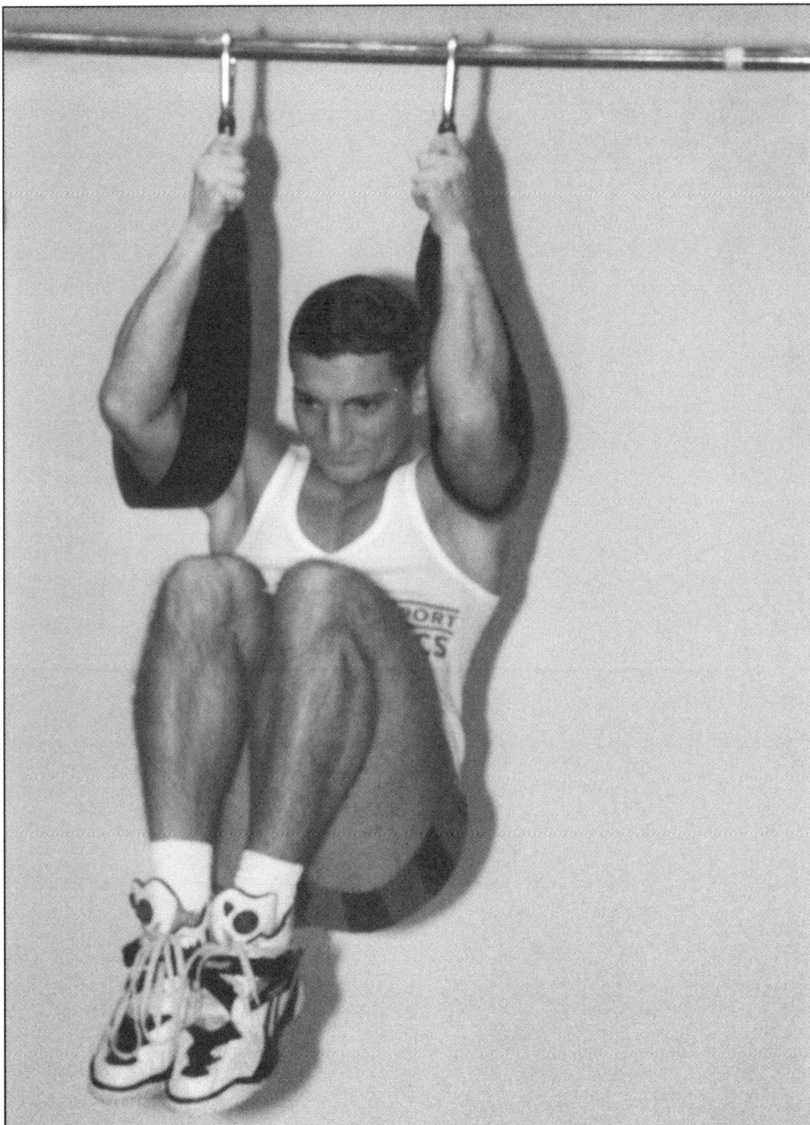
PORT

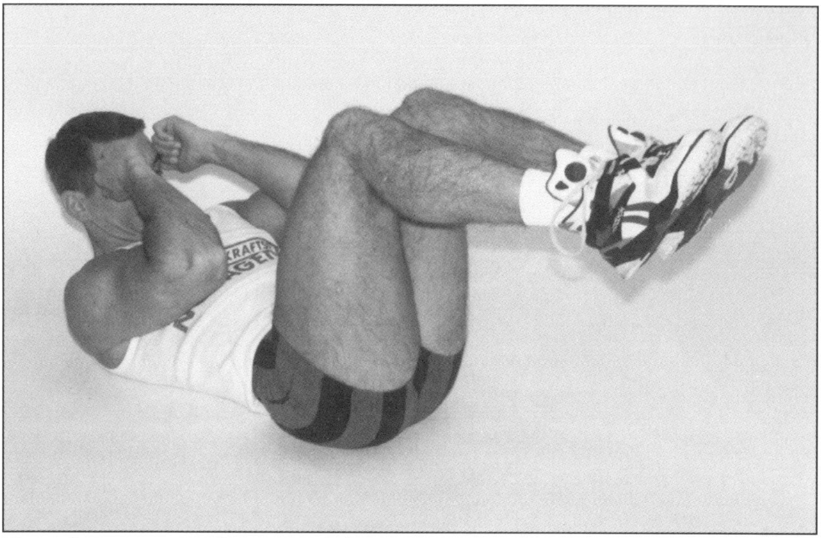

Bauchpressen – Startposition

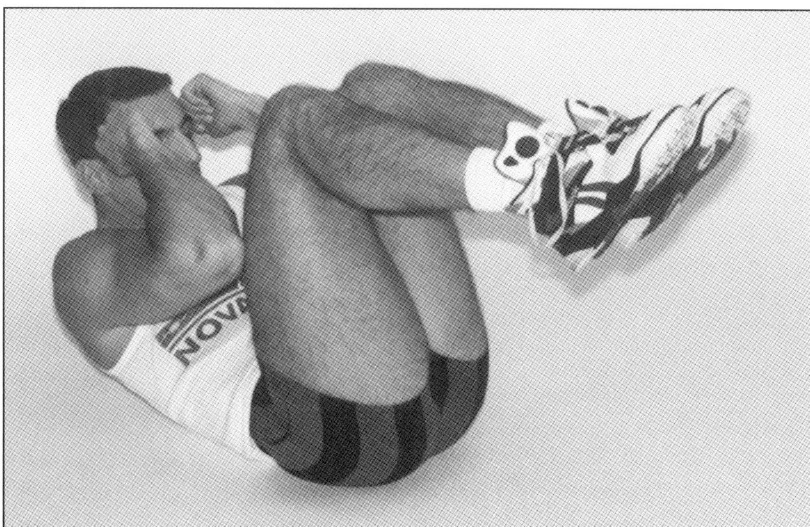

Bauchpressen – Endposition

Bauchpressen

Legen Sie sich rücklings auf den Boden. Winkeln Sie die Beine so an, daß sich die Oberschenkel im Winkel von 90 Grad zum Körper befinden, die Unterschenkel waagerecht zum Boden positioniert sind und die Füße gestreckt nach vorn zeigen. Legen Sie die Hände seitlich an die Schläfen und drücken Sie das Kinn auf die Brust. Ziehen Sie nun mit den Bauchmuskeln den Brustkorb in Richtung Becken – soweit, daß die Schultern vom Boden hochkommen. Bewegen Sie gleichzeitig Ihre Knie in Richtung Kopf.

Im Idealfall heben Becken und Schultern gleichzeitig vom Boden ab. Versuchen Sie, mit den Ellbogen die Oberschenkel zu berühren. Atmen Sie dabei aus und spannen Sie die Bauchmuskeln in der kontrahierten Stellung 1-2 Sekunden lang fest an. Entspannen Sie, lassen Sie die Schultern zurücksinken und führen Sie die Beine in die Ausgangsposition zurück.

Variation – Bauchpressen an der Bank

Ausführung wie oben, doch ruhen Ihre Unterschenkel auf einer Flachbank. Diese Übung ist nicht so effektiv wie das normale Bauchpressen, Sie können sie aber gut im Anschluß daran ausführen. Pressen Sie Ihre Unterschenkel auf die Bank und verschränken Sie die Hände hinter dem Kopf, so werden Ihnen – trotz bereits ermüdeter Bauchmuskulatur – noch einige Wiederholungen möglich sein.

Tips

- Die Haltung der Arme, bzw. der Hände kann die Effektivität der Bauchpress-Bewegung beeinflussen: Indem Sie

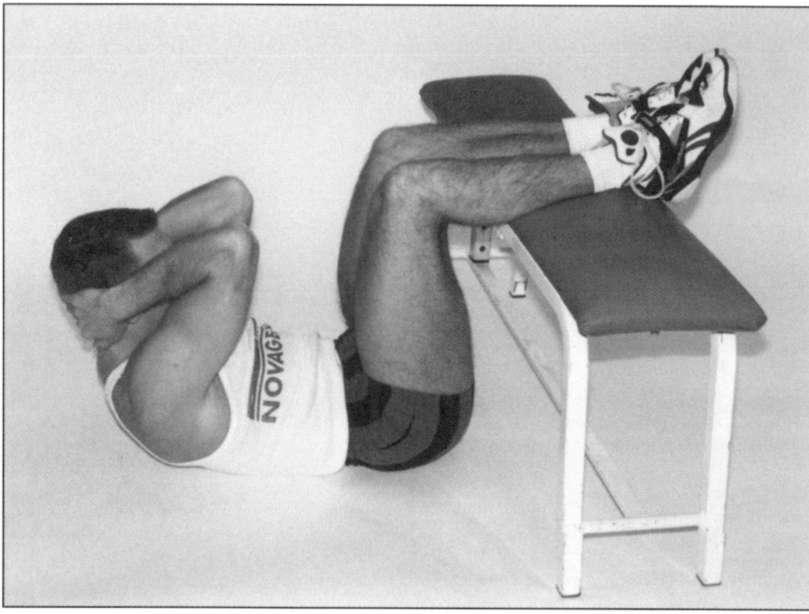

Bauchpressen an der Bank – Endposition

die geballten Fäuste an die Schläfen legen, die Ellbogen seitlich ausstellen, und mit den Bauchmuskeln den Oberkörper nach vorn ziehen, ist die Belastung für die Bauchmuskulatur am größten, weil der Hebel so am effektivsten ist. Wenn Sie merken, daß nach etlichen Wiederholungen die Bauchmuskeln ermüden, können Sie diesen Hebel verändern, indem Sie die Arme gerade nach vorn ausstrekken. Diese Veränderung erleichtert die Bewegung und ermöglicht Ihnen so weitere korrekt ausgeführte Wiederholungen.

Viele Sportler ziehen es vor, die Hände in den Nacken zu legen, um noch einige Wiederholungen zu erzwingen. Im

Prinzip ist dagegen nichts einzuwenden; doch wird bei nachlassender Konzentration die Hals- und Nackenmuskulatur stark beansprucht. Die starke Kontraktion der Muskeln am Hals kann dazu führen, daß diese ebenfalls wachsen. Wer keinen Wert auf einen ausgeprägt muskulösen, »dicken« Hals legt, sollte beim Bauchtraining die Hände besser nicht in den Nacken legen.

- Halten Sie den unteren Rücken immer am Boden.
- Führen Sie die Bewegung langsam und ohne Schwung aus.
- Die Hände können Sie auch vor dem Kopf oder seitlich an den Hüften plazieren.
- Beim Zurücksinken in die Ausgangsposition setzt der Kopf nicht auf.
- Versuchen Sie nicht, den ganzen Oberkörper vom Boden abzuheben, sondern »rollen« Sie ihn ein.
- Sie können die Belastung nach Belieben erhöhen, indem Sie eine leichte Hantelscheibe greifen und während der Ausführung vor Ihren Kopf halten.
- Sie können die Übung auch an einer Nautilus-Crunch-Maschine ausführen, falls Ihr Fitness-Studio darüber verfügt.
- Eine Variation: Um die seitlichen Bauchmuskeln mehr zu beanspruchen, versuchen Sie, bei der Aufwärtsbewegung jeweils mit einem Ellbogen das gegenüberliegende Knie zu berühren.

Bauchpressen am Kabel

Befestigen Sie ein Seil oder Handtuch am Kabel einer Zugmaschine. Knien Sie auf dem Boden, und umfassen Sie beide Enden des Seils (der Abstand zur Maschine sollte so groß sein,

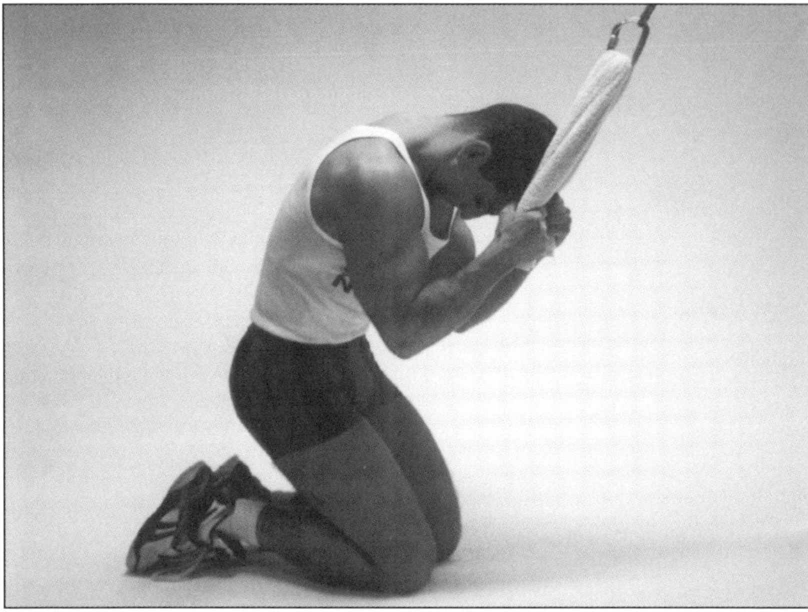

Bauchpressen am Kabel – Startposition

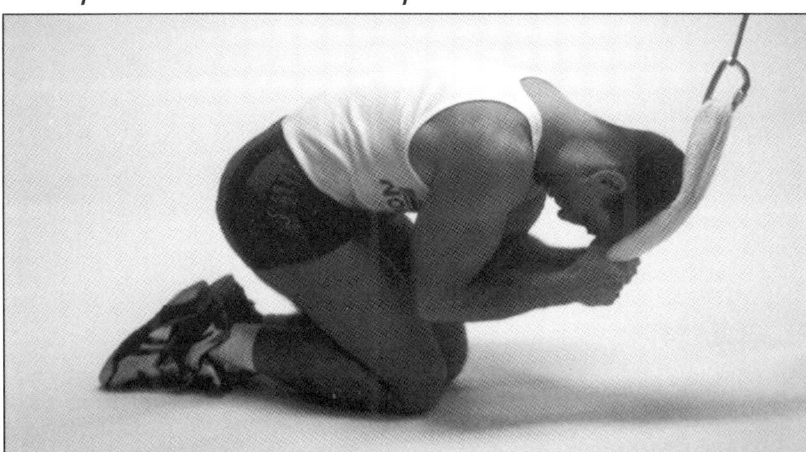

Bauchpressen am Kabel – Endposition

daß das Kabel schräg nach unten verläuft und nicht senkrecht). Bringen Sie die Hände vor der Stirn zusammen. Ihre Arme sind etwa 90 Grad angewinkelt, das Kinn ist auf die Brust gedrückt und der Rücken leicht gerundet.

Aus dieser Ausgangsposition heraus ziehen Sie den Oberkörper durch Kontraktion der Bauchmuskeln nach unten, bis die Ellbogen die Oberschenkel berühren. Die Arme bewegen sich nicht. Atmen Sie dabei aus, spannen Sie die Bauchmuskeln fest an und verharren Sie für 1-2 Sekunden in dieser Position. Entspannen Sie und lassen Sie sich vom Gewicht aus der gebeugten Position zurück in die Ausgangsstellung ziehen.

Führen Sie die Bewegung langsam aus, und konzentrieren Sie sich darauf, während der Abwärtsbewegung den Oberkörper einzurollen und die Bauchmuskeln zu kontrahieren.

Variation – Bauchpressen am Kabel, gedreht

Ausführung wie oben, allerdings führen Sie die Bewegung mit einer seitlichen Drehung des Oberkörpers aus, indem Sie die Ellbogen einzeln an das jeweils gegenüberliegende Knie bringen. Dies beansprucht die seitlichen Bauchmuskeln und die Zwischenrippenmuskeln stärker.

Tips

- Der Rücken sollte während der ganzen Bewegung gerundet bleiben – vermeiden Sie unbedingt bei dieser Übung ein Hohlkreuz einzunehmen.
- Die Arme fungieren sozusagen als »Haken« und bewegen sich nicht.
- Bei Verwendung sehr schwerer Gewichte kann ein Trai-

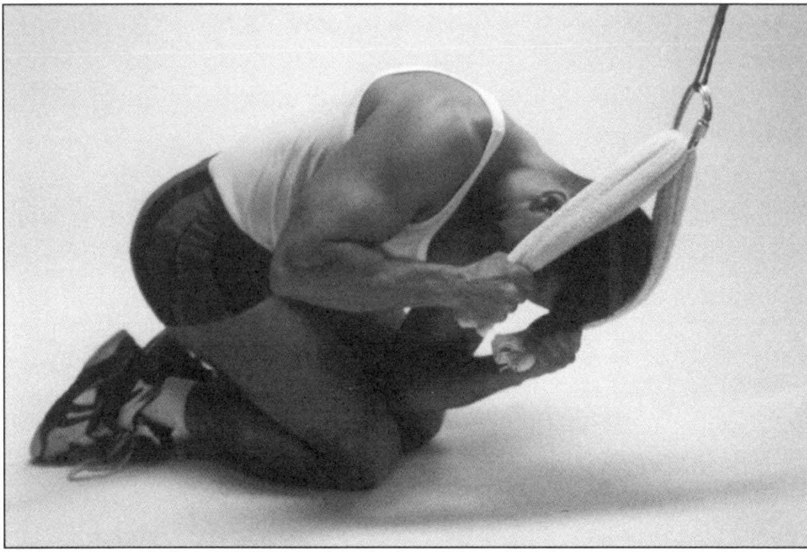

Bauchpressen am Kabel, gedreht – Endposition

ningspartner helfen, indem er Ihre Füße fest auf den Boden drückt.

- Eine weitere Variation: Befestigen Sie einen Griff am Kabel und führen Sie die Bewegung einarmig aus, um die seitlichen Bauchmuskeln stärker zu stimulieren.

Beinheben sitzend

Setzen Sie sich auf das vordere Ende einer Flachbank. Ihre Hände befinden sich hinter dem Körper und umfassen seitlich den Rand der Bank. Winkeln Sie die Beine leicht an und heben Sie sie einige Zentimeter vom Boden ab. Die Fußspitzen sind nach vorn gerichtet. Lehnen Sie den Oberkörper ein wenig zurück, um die Bauchmuskeln zu entspannen. Richten Sie Ihren Blick nach unten, pressen Sie das Kinn auf die Brust und runden Sie Ihren Rücken. Heben Sie nun die Beine an und bringen Sie die Knie so nah wie möglich zum Kopf. Gleichzeitig bewegen Sie Ihren Oberkörper nach vorn in Richtung der Knie. Dabei atmen Sie aus und spannen die Bauchmuskeln in der kontrahierten Position für 1-2 Sekunden stark an.

Entpannen Sie die Bauchmuskeln danach und senken Sie die Beine langsam wieder in die Ausgangsstellung ab, ohne dabei den Boden zu berühren.

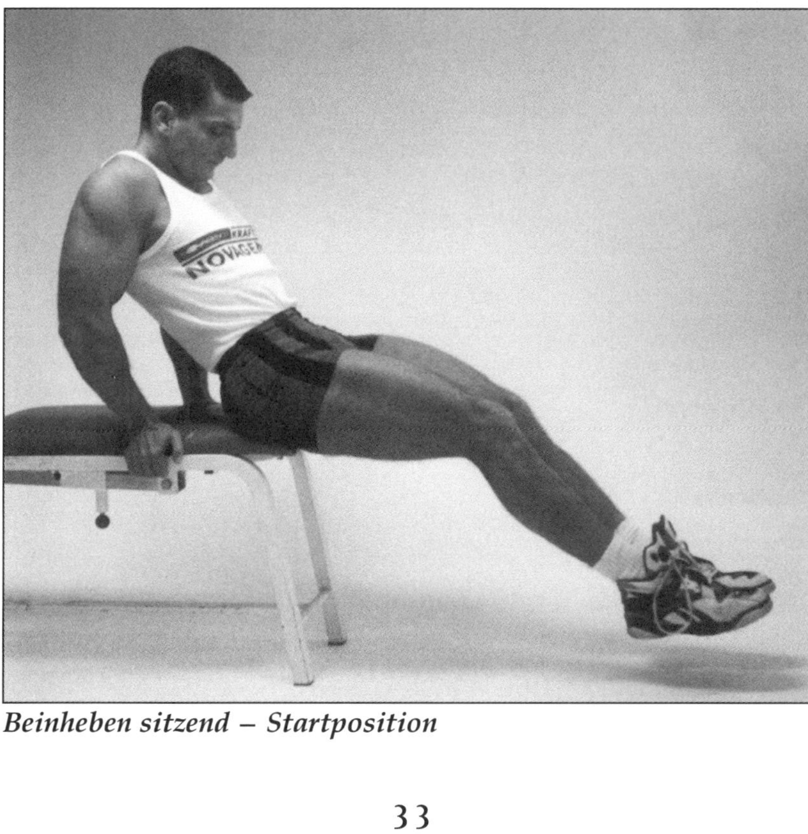

Beinheben sitzend – Startposition

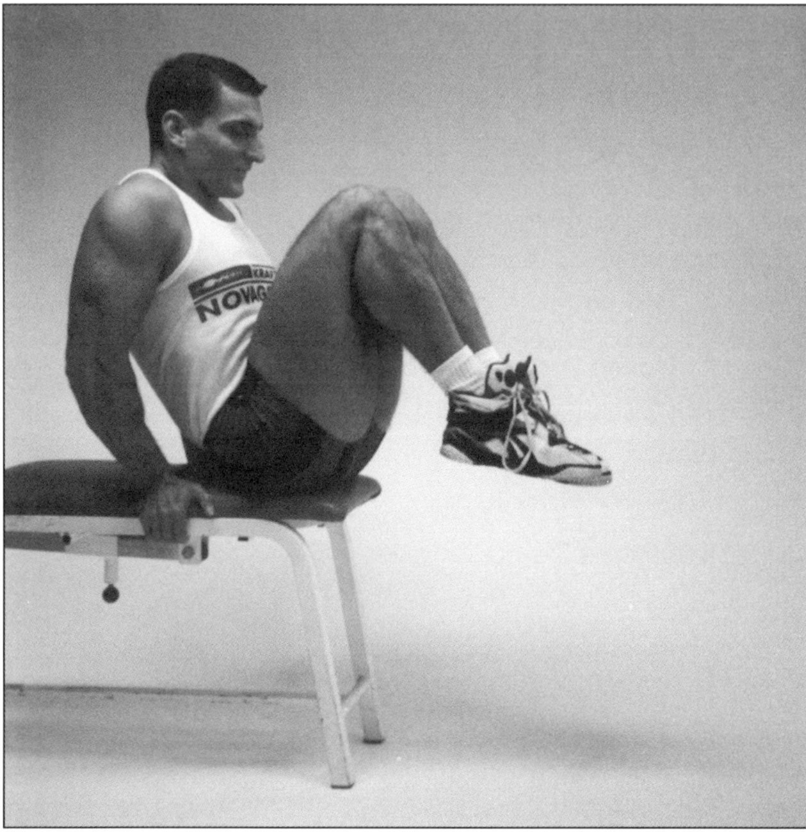

Beinheben sitzend – Endposition

Variation – Beinheben liegend, auf der Bank

Legen Sie sich rücklings auf eine Flachbank. Stützen Sie den Körper ab, indem Sie Ihre Hände unter dem Gesäß auf die Bank legen. Winkeln Sie die Beine leicht an. Pressen Sie das Kinn auf die Brust und bringen Sie durch Einsatz der Bauchmuskeln die Knie so nah wie möglich an den Kopf. Heben Sie gleichzeitig Kopf und Schultern etwas von der Bank ab. Atmen Sie dabei aus und spannen Sie die Bauchmuskeln stark an. Halten Sie die Kontraktion für 1-2 Sekunden. Entspannen Sie und bringen Sie Beine, Kopf und Schultern wieder in die Ausgangsposition zurück.

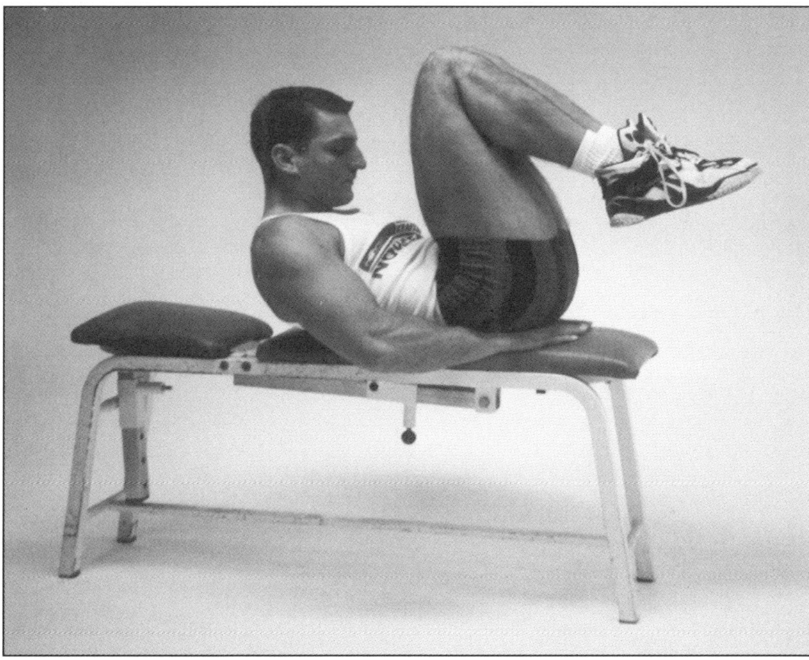

Beinheben liegend, auf der Bank – Endposition

Tips

- Sie können beide Übungen wie beschrieben auch auf dem Boden ausführen.
- Befestigen Sie das Seil einer Zugmaschine an den Fußgelenken, oder nehmen Sie eine leichte Kurzhantel zwischen

die Füße – beide Varianten ermöglichen Ihnen, die Übung mit zusätzlichem Gewicht auszuführen und damit die Belastung zu erhöhen.

- Ihr Rücken muß die ganze Zeit über gerundet sein; vermeiden Sie ein Hohlkreuz während der Bewegung.
- Die Bauchmuskeln sollten während der Übung nicht vollständig entspannt werden.

1/4 Sit-Up

Legen Sie sich rücklings auf den Boden. Winkeln Sie die Beine an und setzen Sie die Füße flach auf. Ihre Hände liegen seitlich an den Schläfen und der Kopf berührt den Boden. Aus dieser Ausgangsposition heraus drücken Sie nun das Kinn auf die Brust und ziehen mit den Bauchmuskeln Kopf und Schultern langsam in Richtung Becken. Heben Sie die Schultern dabei vom Boden ab, indem Sie den Körper leicht einrollen und dabei ausatmen.

Spannen Sie die Bauchmuskeln an und halten Sie die Höchstkontraktion für 1-2 Sekunden. Anschließend entspannen Sie und lassen die Schultern langsam wieder auf den Boden zurücksinken.

Variation – 1/4 Sit-Up, gedreht

Ausführung wie oben, jedoch drehen Sie Ihren Oberkörper bei der Aufwärtsbewegung, indem Sie die Ellbogen abwechselnd an das rechte, bzw. das linke Knie führen. So beanspruchen Sie die seitlichen Bauchmuskeln und die Zwischenrippenmuskeln stärker.

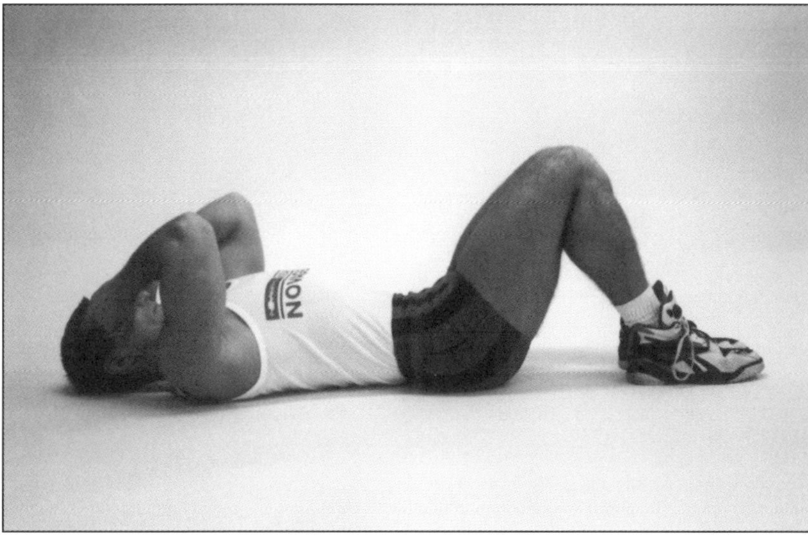

1/4 Sit-Up – Startposition

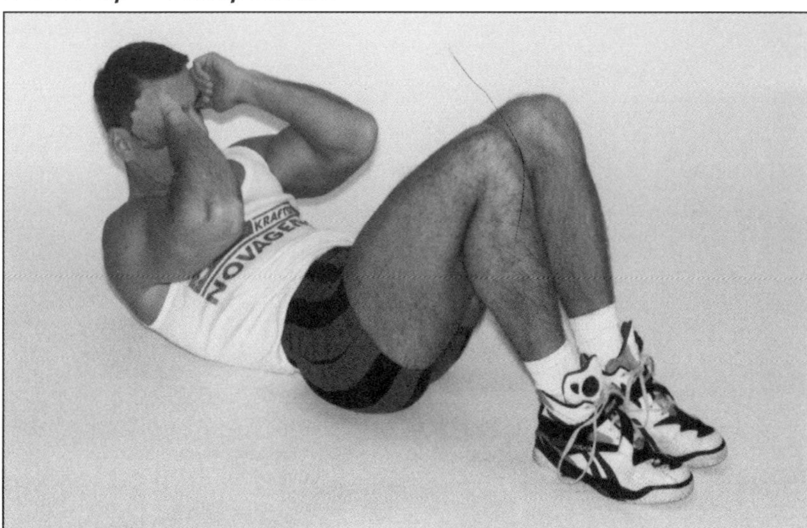

1/4 Sit-Up – Endposition

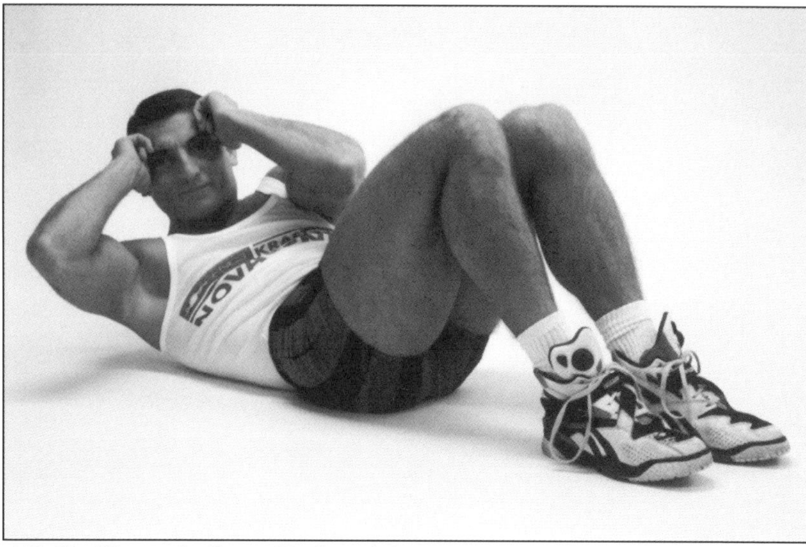

1/4 Sit-Up, gedreht – Endposition

Tips

- Beide Varianten der Übung können auch auf einer Flachbank liegend ausgeführt werden.
- Statt auf dem Rücken liegend, können Sie 1/4 Sit-Ups ebenso auf der Seite liegend ausführen, indem Sie Ihren Oberkörper diagonal nach oben und zur Seite einrollen. Diese Variante beansprucht verstärkt die seitlichen Bauchmuskeln.
- Zur Reduzierung der Belastung können Sie die Hände seitlich an den Hüften plazieren oder die Arme gerade nach vorn ausstrecken.
- Versuchen Sie nicht, den unteren Rücken vom Boden abzuheben. Das Anheben des Schultergürtels reicht für eine optimale Stimulation der Bauchmuskulatur aus.

- Da Sie mit den Schultern nur einen sehr geringen Weg zurücklegen, sollten Sie bei dieser Übung auf zusätzliches Gewicht (z.B. eine Hantelscheibe) verzichten.

Beinheben alternierend

Legen Sie sich auf den Rücken. Positionieren Sie die Hände seitlich an den Schläfen. Der Kopf ist angehoben und das Kinn auf die Brust gepreßt. Die Fersen befinden sich einige Zentimeter über dem Boden und sind leicht angewinkelt. Ihre Füße sind gestreckt. Ziehen Sie nun unter Einsatz der Bauchmuskeln das linke Knie so weit wie möglich zum Kopf und heben Sie Ihre Hüfte dabei leicht vom Boden ab.

Drehen Sie gleichzeitig den Oberkörper, indem Sie Schultern und Kopf anheben und versuchen Sie, mit dem rechten Ellbogen das linke Knie zu berühren. Atmen Sie aus und spannen Sie die Bauchmuskeln fest an. Halten Sie die Höchstkontraktion für 1-2 Sekunden, bevor Sie die Bauchmuskeln wieder entspannen. Gehen Sie in die Ausgangsstellung zurück und wiederholen Sie die Bewegung, doch führen Sie nun den linken Ellbogen zum rechten Knie.

Variation – Beinheben alternierend, aufgestützt

Legen Sie sich rücklings auf den Boden. Stützen Sie sich auf die Ellbogen und plazieren Sie die Hände unter dem Gesäß. Heben Sie den Kopf an und pressen Sie das Kinn auf die Brust. Beide Fersen befinden sich etwa fünf Zentimeter über dem Boden, die Zehen sind nach vorn gestreckt. Ziehen Sie nun mit den Bauchmuskeln ein Knie möglichst weit zur Schulter und »rollen« Sie gleichzeitig Ihren Oberkörper leicht ein. Schultern und Kopf

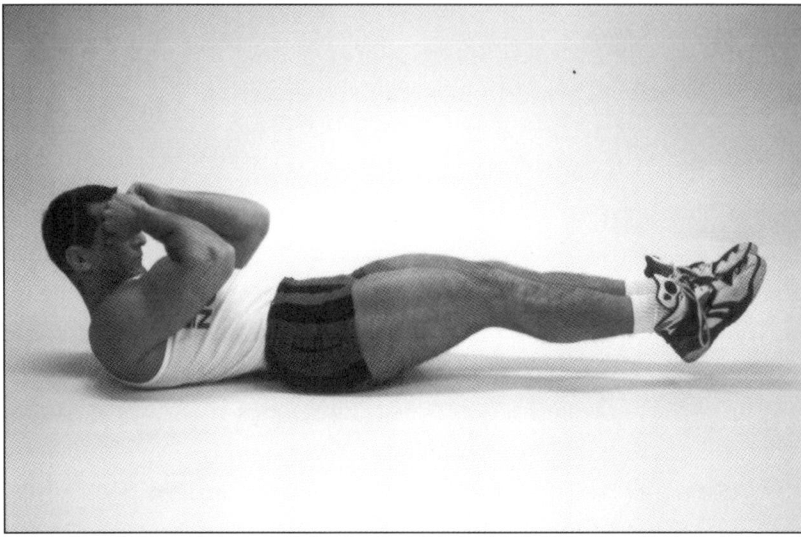

Beinheben alternierend – Startposition

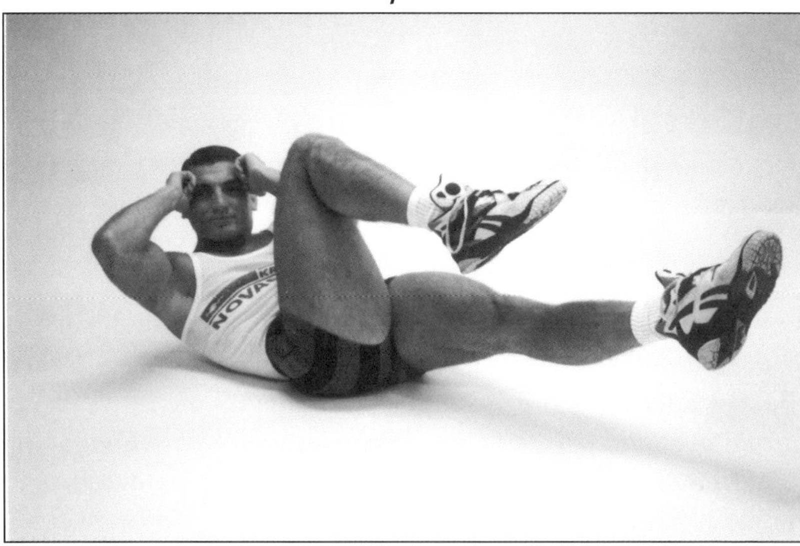

Beinheben alternierend – Endposition

heben dabei vom Boden ab. Atmen Sie aus, spannen Sie die Bauchmuskulatur fest an und halten Sie die Spannung für 1-2 Sekunden. Strecken Sie anschließend das Bein in die Ausgangsposition zurück und ziehen Sie gleichzeitig das andere Knie zur Schulter. Führen Sie diese Bewegung alternierend fort: Ein Bein wird angezogen, während das andere gesenkt wird.

Tips

- Die Koordination fällt zu Anfang leichter, wenn Sie sich vorstellen, Sie müßten Ihre Beine wie beim Radfahren bewegen.
- Vermeiden Sie ein Hohlkreuz während der Bewegung.
- Führen Sie die Übung langsam und kontrolliert durch, achten Sie auf eine kurze, aber intensive Höchstkontraktionsphase.

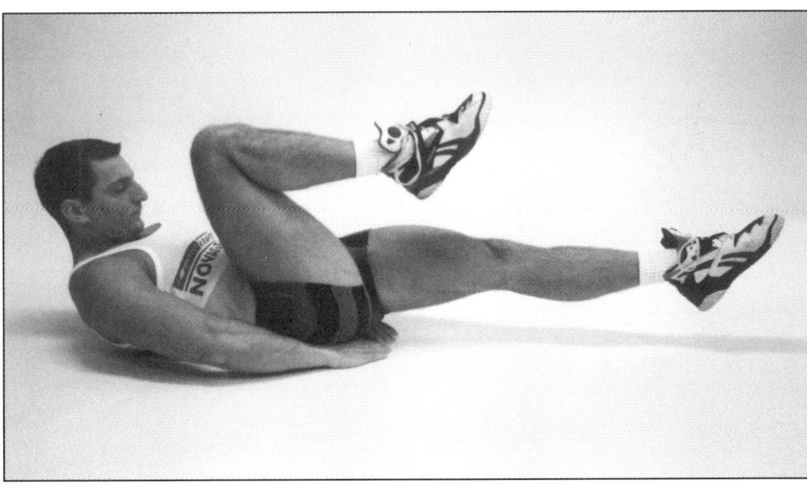

Beinheben alternierend, aufgestützt – Endposition

»MIT REDEN BAUT MAN KEINE MUSKELN AUF,
WARUM ALSO REDEN, WENN SIE
SICH BESSER ZU HUNDERT PROZENT
AUF DAS TRAINING KONZENTRIEREN?«

IRVIN »ZABO« KOSZEWSKI

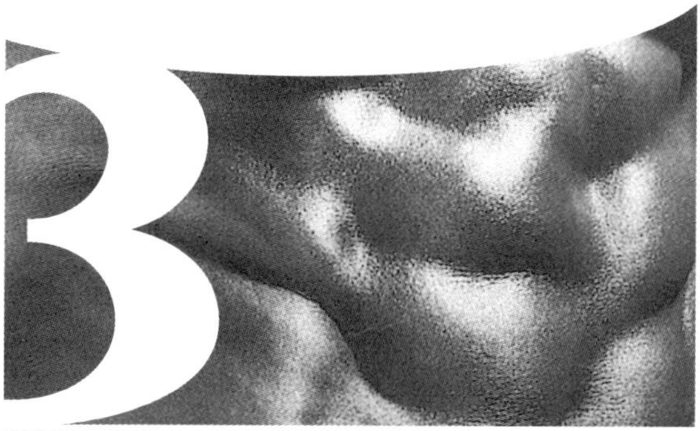

3

Intensitätstechniken

Bevor wir zu den Trainings-Zyklen übergehen, sollen die nachfolgend anzuwendenden Intensitätstechniken kurz angesprochen werden. Ihnen kommt besondere Bedeutung zu: Da nur sechs verschiedene Übungen mit jeweils höchstens einem Satz pro Trainingseinheit durchgeführt werden, muß die Intensität des Trainings sehr hoch ausfallen, um optimale Resultate zu erzielen. Setzen Sie unsere Intensitätstechniken korrekt ein, werden Ihre Bauchmuskeln unglaublich gefordert. Auf diese Belastung gibt es nur eine Antwort: Wachstum.

Superlangsame Wiederholungen

Diese Technik wurde von Arthur Jones, Gründer der Nautilus Industries, für den Einsatz an ihren berühmten Trainingsmaschinen perfektioniert. Doch sie läßt sich ebensogut für das

Bauchtraining ohne Maschinen anwenden. Das Geheimnis superlangsamer Wiederholungen liegt in der Kombination von Technik und Funktion. Abfälschen ist so gut wie unmöglich, und der trainierte Muskel wird gezwungen, schrittweise über einen längeren Zeitraum zu kontrahieren. Superlangsame Wiederholungen konzentrieren sich ausschließlich auf die positive (kontraktive) Phase der Bewegung und verlangen Ihren Muskeln wirklich alles ab. Die Bewegung bis zur Höchstkontraktionsphase dauert acht bis zehn Sekunden, die anschließende Streckung in die Ausgangsposition etwa zwei Sekunden.

Die Anwendung von superlangsamen Wiederholungen empfiehlt sich besonders für jene Körperteile, deren Belastung Sie beim Training nicht exakt fühlen können. Viele Sportler spüren ihre Bauchmuskeln beim Knieheben hängend nicht optimal. Wenn Sie mit superlangsamen Wiederholungen trainieren, ist das so gut wie unmöglich – Ihre geraden und schrägen Bauchmuskeln werden wie Feuer brennen. Übungen wie das Bauchpressen, bei dem Sie in normaler Ausführung schon eine starke Kontraktion erzielen können, werden durch diese Intensitätstechnik zu einem besonderen Erlebnis.

Abgefälschte Wiederholungen

Eine weitere Technik zur Steigerung der Intensität sind abgefälschte Wiederholungen. Bei abgefälschten Wiederholungen weichen Sie, wie das Wort schon sagt, ein wenig von der strikten Ausführung der Übung ab. Nutzen Sie diese Technik am Ende eines korrekt ausgeführten Satzes, indem Sie ein wenig Schwung holen und damit weitere Wiederholungen anschließen. Ein gutes Beispiel hierzu ist das Bauchpressen an der

Bank. Nachdem Sie den Satz in perfekter Form ausgeführt haben und Ihre Bauchmuskeln bereits ermüdet sind, können Sie die Hände im Nacken verschränken und den Schultergürtel »vom Boden hochziehen«. Minimieren Sie diese Hilfe aber auf das Notwendigste, um nicht zu sehr von der sauberen Ausführung abzuweichen. Drei bis fünf abgefälschte Wiederholungen am Ende eines ansonsten korrekt ausgeführten Satzes erleichtern den Einstieg in einen neuen Trainings-Zyklus.

Höchstkontraktionsphase

Kontraktion heißt Anspannung, und unter Höchstkontraktion versteht man die maximal mögliche Muskelanspannung, die bei der Ausführung einer Übung erzielt werden kann. Diese erreichen Sie am besten in der jeweiligen Endposition der Bewegung, wenn die beanspruchte Muskulatur gezielt angespannt wird – beim Beinheben sitzend ist das der Punkt, an dem die Knie ganz angezogen sind.

Atmen Sie dabei langsam und gleichmäßig aus und spannen Sie im entscheidenden Moment Ihre Bauchmuskulatur ganz fest an. Halten Sie die Höchstkontraktion für ein bis zwei Sekunden (zählen Sie: einundzwanzig, zweiundzwanzig), bevor Sie in die Ausgangsposition zurückgehen. Höchstkontraktionen steigern die Intensität einer Übung enorm. Mit dieser Technik können Sie kurz, hart und sehr effektiv trainieren.

Stoßartiges Ausatmen

Im Gegensatz zur kontrollierten, gleichmäßigen Atmung während der Höchstkontraktionsphase nutzen Sie diese Technik am besten in Verbindung mit abgefälschten Wiederholungen.

Da die Bewegungsgeschwindigkeit dabei höher ist, fällt auch die Höchstkontraktionsphase kürzer aus. Beim stoßartigen Ausatmen pressen Sie in der voll kontrahierten Phase der Bewegung die Luft kraftvoll aus den Lungen, und spannen die Bauchmuskeln kurz und sehr fest an.

Stellen Sie sich vor, ein Gegner führt einen Boxhieb in Richtung Ihrer Magengrube, und Sie müßten die Wirkung abschwächen, indem Sie die Bauchmuskeln für eine Augenblick voll anspannen: Die Luft entweicht pfeifend aus Ihren Lungen, und die Bauchmuskeln verkrampfen sich in dem Moment, wenn die gegnerische Faust die Magengegend berührt. Lenken Sie all Ihre Energie in die stoßartige Atmung und verstärken Sie dadurch für einen kurzen Augenblick die Kontraktion in Ihren Bauchmuskeln und die Intensität der gesamten Übung.

Stoßartiges Ausatmen eignet sich zur Intensitätssteigerung bei allen Bauchübungen, vorzugsweise zum Ende eines Satzes, wenn die Kraft für eine sekundenlange Phase der Höchstkontraktion nicht mehr ausreicht.

Aktive Pause

Die Pausen in den verschiedenen Zyklen sind bewußt kurz gehalten – die längste Pause zwischen zwei Übungen beträgt eine Minute. Entscheidend für den Erfolg des Programms ist Ihr Verhalten während dieser Pausen. Setzen Sie sich *nicht* hin und ruhen Sie sich *nicht* aus. So bleibt die Konzentration erhalten und Sie vermeiden im Fitness-Studio den Eindruck, Sie wären bereit für ein Schwätzchen. Aus einer Minute werden schnell fünf und Ihre Trainingsintensität ist dahin. Nutzen Sie die kurze Pause besser, um sich aktiv auf die nächste Übung vorzubereiten: Vielleicht legen Sie schon einmal das Gewicht für Bauchpressen am Kabel fest, oder reservieren eine freie Bank für das Beinheben. Noch effektiver wäre es, alle Geräte, die Sie im Laufe des Bauchtrainingszyklusses benötigen, schon vorzubereiten und Ihre Trainingskollegen darum zu bitten, diese für Sie freizuhalten. So können Sie direkt zum nächsten Gerät eilen, die Ausgangsposition für die folgende Übung einehmen, und bereits eine Wiederholung in Gedanken ausführen, bevor die Pause vorüber ist. Auf diese Weise können Sie das Programm ohne Ablenkung optimal durchführen.

Da bei zügiger Ausführung der Übungen und Einhaltung der knappen Pausenzeiten ein Bauchtrainings-Zyklus jeweils sehr schnell abgeschlossen ist, sollten Sie sich wirklich die Zeit nehmen, so diszipliniert wie möglich zu trainieren. Konzentration ermöglicht Ihnen eine bessere Geist-Körper-Verbindung und hilft Ihnen, die Bauchmuskeln richtig zu fordern.

Geringe Wiederholungszahlen

Ganz nach dem Heavy Duty Prinzip Mike Mentzers – »kurz und hart« – liegen die Wiederholungen bei maximal 25-30. Eine für das Bauchmuskeltraining eher geringe Wiederholungszahl – zumindest dann, wenn man den Prinzipien der alten Schule folgt. Denn nicht die Anzahl der Wiederholungen, sondern die Intensität jeder einzelnen Wiederholung ist entscheidend für die optimale Stimulation der Bauchmuskulatur.

Unsere Intensitätstechniken und die optimale Kombination der Übungen in den verschiedenen Bauchtrainings-Zyklen sind dafür bestens geeignet.

Wenige Übungen

Die jeweiligen Bauchtrainings-Zyklen beschränken sich auf höchstens sechs unterschiedliche Übungen und deren Variationen. Obwohl eine Vielzahl sonstiger Übungen denkbar wäre, sind sie nicht unbedingt erforderlich. Es ist besser, Sie beherrschen die Ausführung weniger Übungen perfekt, als die einer Vielzahl von Übungen nur mäßig. Abwechslung erzielen Sie durch den Wechsel der Zyklen, die Ihre Bauchmuskeln jeweils anders beanspruchen. So kommt selbst mit wenigen Übungen keine Langeweile auf.

Wenn Sie zu Beginn eines Zyklusses die vorgegebene Wiederholungszahl noch nicht ausführen können, so versuchen Sie doch, der Vorgabe so nahe wie möglich zu kommen. Vergessen Sie nicht: Sie trainieren sehr hart, aber nur kurz. Geben Sie alles, und der Erfolg ist Ihnen sicher.

Andererseits sollten Sie der vorgegebenen Dauer der Zyklen Folge leisten. Bei korrekt angewandten Intensitätstechniken trainieren Sie unglaublich hart. Vergessen Sie nicht: Auch die Bauchmuskulatur kann übertrainiert werden. Der eingeschobene Rückschritt nach Zyklus 4b, bzw. die Trainingspausen nach Zyklus 3 und 5b sind bereits knapp kalkuliert. Sie sollten sich *nicht* auf den höchsten Level vorarbeiten, und dann dort bleiben. Nur ein Schritt zurück nach einer Phase hochintensiven Trainings erlaubt eine vollständige Regeneration, ohne die kein Muskelwachstum möglich ist.

Wenn Sie Zyklus 4 oder 5 erreicht haben, sind Sie kein Anfänger mehr. Benehmen Sie sich also nicht wie einer, und gönnen Sie sich die Erholung, die Ihre Muskulatur zum Wachsen braucht. Die Ergebnisse werden Sie sehr zufriedenstellen.

»WENN SIE IHRE BAUCHMUSKELN
ERST EINMAL BIS ZU EINEM
GEWISSEN GRAD ENTWICKELT HABEN,
BRAUCHEN SIE NICHT MEHR SO VIEL TRAINING,
UM DIESEN BEREICH IN FORM ZU HALTEN.«

DORIAN YATES

»JE HÄRTER SIE TRAINIEREN, DESTO BESSER WERDEN SIE.
TRAINIEREN SIE AM HÄRTESTEN, WERDEN SIE DER BESTE.«

ROBBY ROBINSON

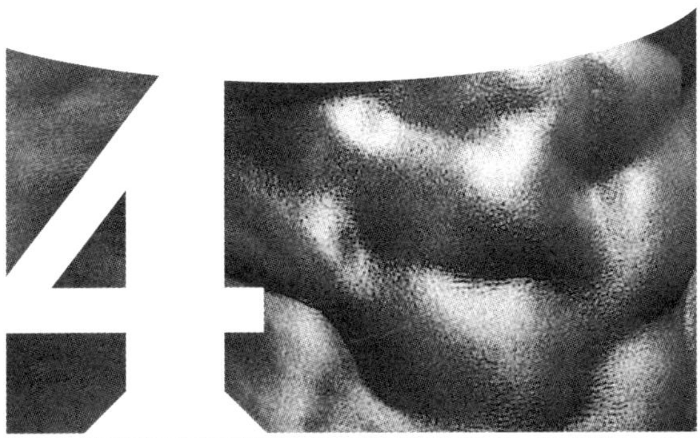

4 Die Trainings-Zyklen

Die Trainings-Zyklen sind für größtmögliche Effektivität konzipiert. Das aerobe Training ist wichtiger Bestandteil eines jeden Trainings-Zyklusses und sollte für optimale Erfolge auch nach Vorgabe ausgeführt werden. Auf einige Begriffe werden Sie auf den nächsten Seiten häufiger stoßen. Deshalb sollen sie an dieser Stelle kurz erläutert werden.

Unter »Dauer« verstehen wir jeweils die Dauer des Zyklus. »Bauchmuskeltraining: 3 x pro Woche« bedeutet, daß der gesamte Zyklus (z.B. bei Zyklus 1 die Übungen a bis d) dreimal pro Woche ausgeführt wird. Jede Übung wird nur *einmal* (in einem Satz) pro Trainingseinheit trainiert, also *insgesamt* vier Sätze für Zyklus 1 und sechs Sätze für Zyklus 5b. Widerstehen Sie der Versuchung, mehr zu trainieren. Hohe Intensität macht die geringe Anzahl der Sätze allemal wett. Beschränken Sie sich auf eine aerobe Trainingseinheit pro Tag. Es macht wenig Sinn, das Wochen-Pensum an aeroben Trainingseinheiten an einem Tag abzuarbeiten. Streben Sie lieber danach, *regelmäßig* aerob zu trainieren

Wir setzen drei Arten der Höchstkontraktion ein: »Kurz« bedeutet, daß Sie bei jeder Wiederholung während des Ausatmens die Bauchmuskeln für einen Moment stark anspannen. Bei »1 Sek.« halten Sie die Kontraktion so lange, wie Sie langsam in Gedanken »einundzwanzig« zählen können, bei »2 Sek.« zählen Sie entsprechend »einundzwanzig, zweiundzwanzig«, bevor Sie wieder entspannen.

»Aktive Pause« bedeutet, daß Sie sich während der bewußt kurz gehaltenen Erholungsphase zwischen zwei Übungen nicht hinsetzen, sondern herumgehen, bzw. sofort die Startposition für die nächste Übung einnehmen.

Wo steigen Sie ein? Als Anfänger sollten Sie mit Zyklus 1 beginnen. Fortgeschrittene können mit Zyklus 2, Athleten mit langer Trainingserfahrung sogar mit Zyklus 3 beginnen.

Auf der folgenden Seite finden Sie eine Gesamtplanung Ihres Bauchmuskeltrainings für die nächsten 20 Wochen. Ab Zyklus 3 führen Sie mehr aerobe Trainingseinheiten als Bauchtraining pro Woche aus. Im Anschluß an den Gesamtplan haben wir daher zur besseren Veranschaulichung einen Wochenplan (am Beispiel von Zyklus 4b) erstellt, der zeigt, wie sich Ihr Bauchmuskeltraining und aerobes Training mit einem Ganztags-Job vereinbaren läßt. Und los geht es...

Planung Bauchmuskel-Programm für 20 Wochen

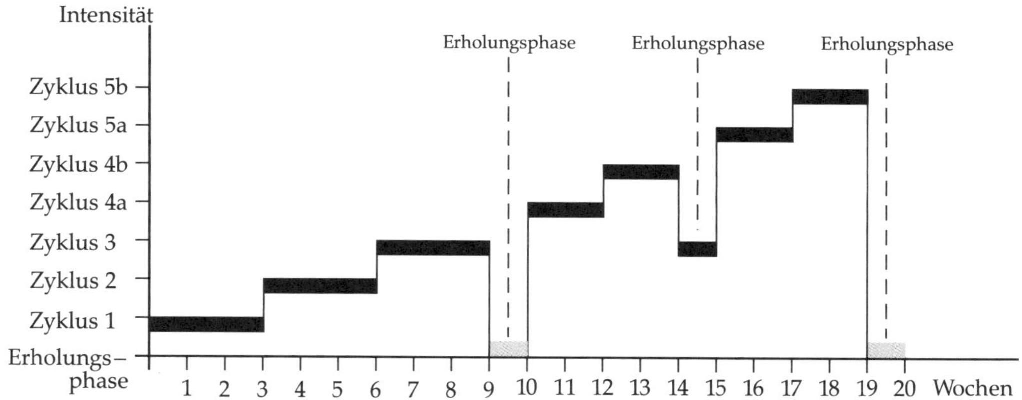

Die Grafik zeigt deutlich die ansteigende Intensität des Novagenics-Bauchprogramms. Jeder Zyklus fordert den Körper stärker. Daher wird auch das Bauchtraining in den hochintensiven Zyklen 4a,b sowie 5a,b auf dreimal pro Woche und die Dauer eines Zyklus auf 14 Tage beschränkt. Beachten Sie auch die Erholungsphasen: In der 9. Woche wird das Bauchmuskeltraining ausgesetzt, doch das aerobe Training von Zyklus 3 wird fortgeführt. In der 14. Woche erholen Sie sich vom hochintensiven Training in den 4er Zyklen, indem Sie für eine Woche auf Zyklus 3 zurückgehen. In der 19. Woche setzen Sie sowohl Bauchmuskeltraining als auch aerobes Training aus. So erholen Sie sich optimal, und können ab der 20. Woche wieder bei Zyklus 4a beginnen.

Beispiel für eine Wochenplanung

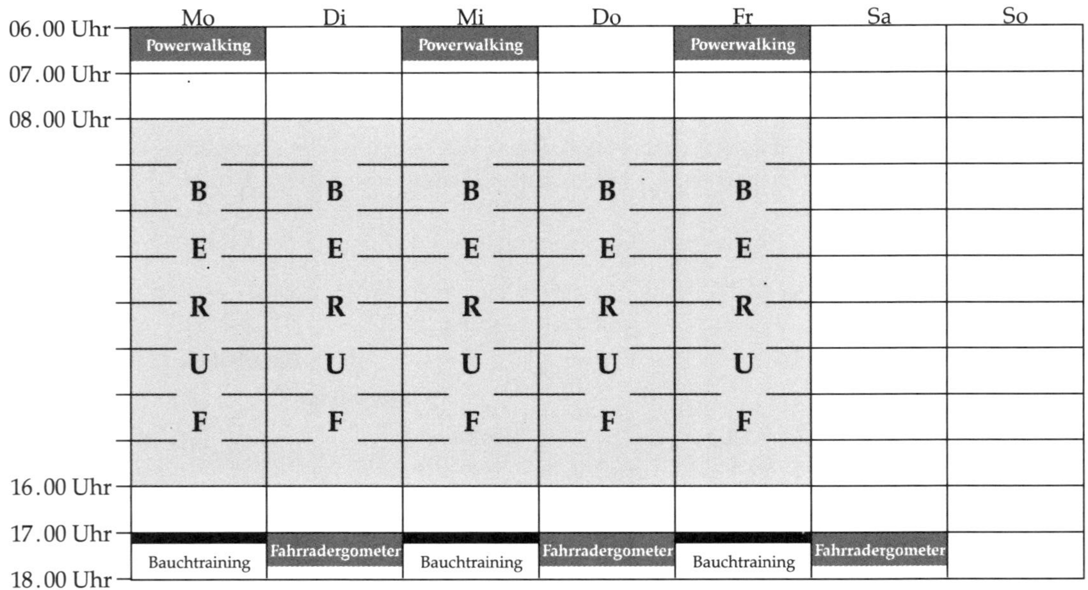

Diese Grafik zeigt, wie sich das Novagenics-Bauchprogramm mit einem Ganztagsjob vereinbaren läßt. Selbstverständlich können Sie auch alle aeroben Trainingseinheiten morgens ausführen, oder das Powerwalking im Anschluß an das abendliche Bauchtraining ausführen. Natürlich kann unser Bauchprogramm auch Bestandteil eines Ganzkörper-Trainingsprogramms sein.

Zyklus 1

Dauer: 3 Wochen
Bauchmuskeltraining: 3 x pro Woche
Aerobes Training: 3 x pro Woche

Nach Ende von Zyklus 1 Übergang zu Zyklus 2

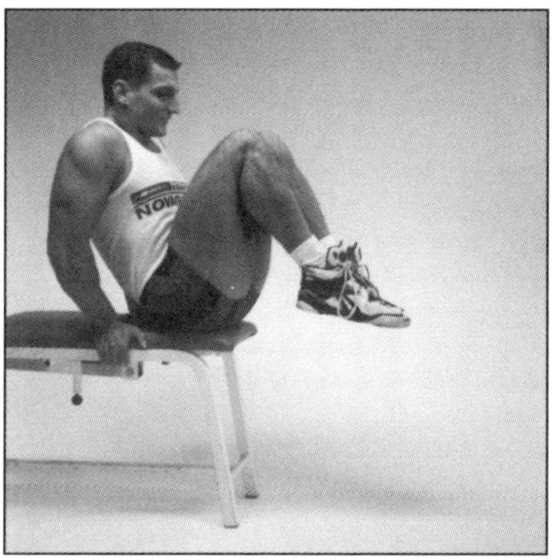

a) Beinheben sitzend
Wiederholungen: 20
Höchstkontraktion: kurz

Aktive Pause
15 Sekunden

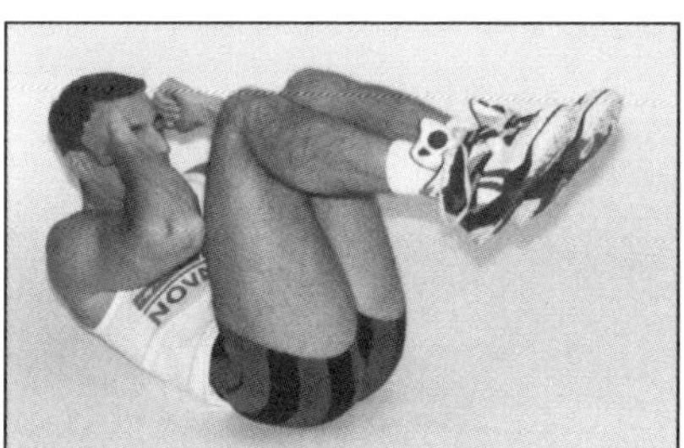

b) Bauchpressen
Wiederholungen: 15
Höchstkontraktion: kurz

Aktive Pause
60 Sekunden

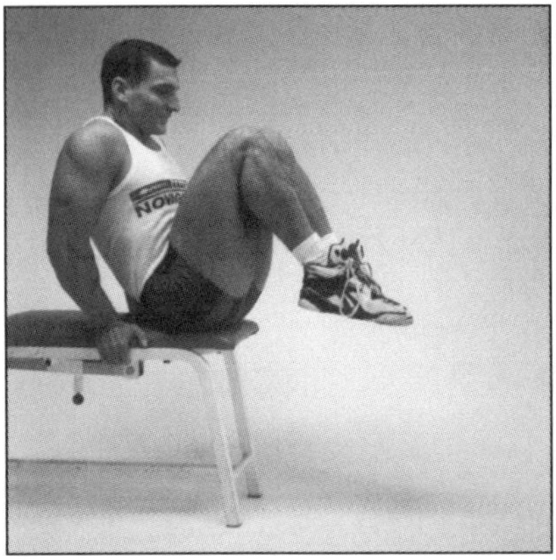

c) Beinheben sitzend
Wiederholungen: 20
Höchstkontraktion: kurz

Aktive Pause
15 Sekunden

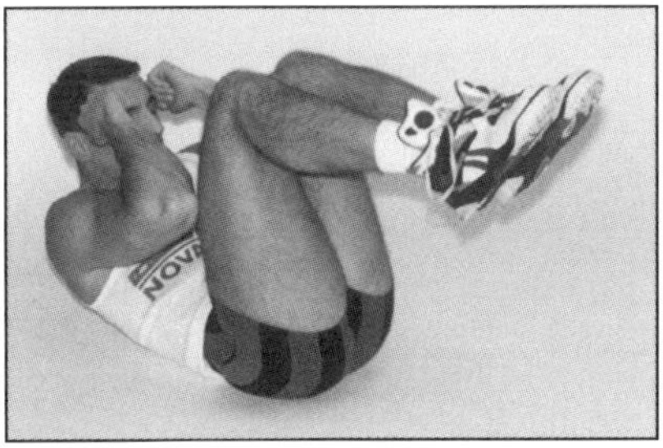

d) Bauchpressen
Wiederholungen: 15
Höchstkontraktion: kurz
Atmung: stoßartig

Ende des Bauchmuskel-Zyklus pro Trainingseinheit

Aerobes Training pro Woche

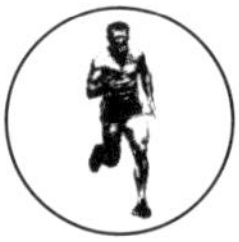

Powerwalking
3 x 20 Minuten

oder

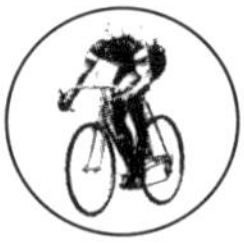

Fahrradergometer
3 x 20 Minuten

Ende Zyklus 1

Zyklus 2

Dauer: 3 Wochen
Bauchmuskeltraining: 4 x pro Woche
Aerobes Training: 4 x pro Woche

Nach Ende von Zyklus 2 Übergang zu Zyklus 3

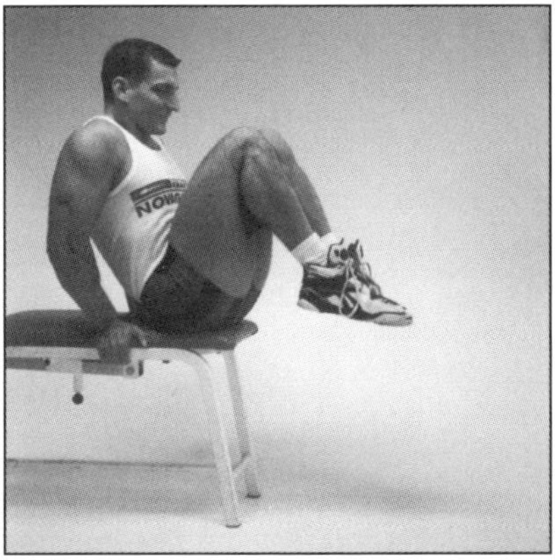

a) Beinheben sitzend
Wiederholungen: 20
Höchstkontraktion: 2 Sek.

Ohne Pause

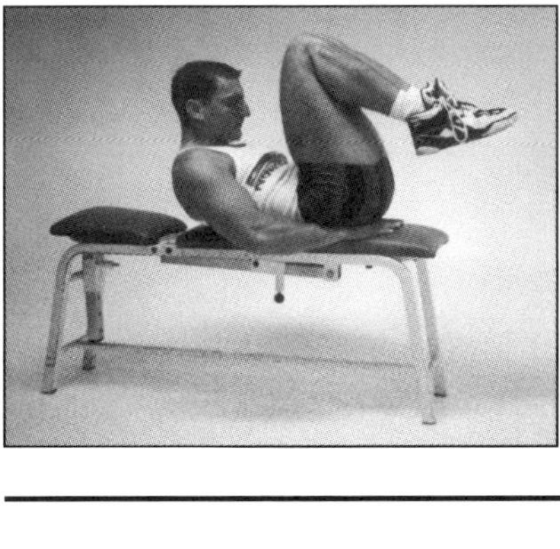

b) Beinheben liegend
Wiederholungen: 20
Höchstkontraktion: 1 Sek.

Aktive Pause
30 Sekunden

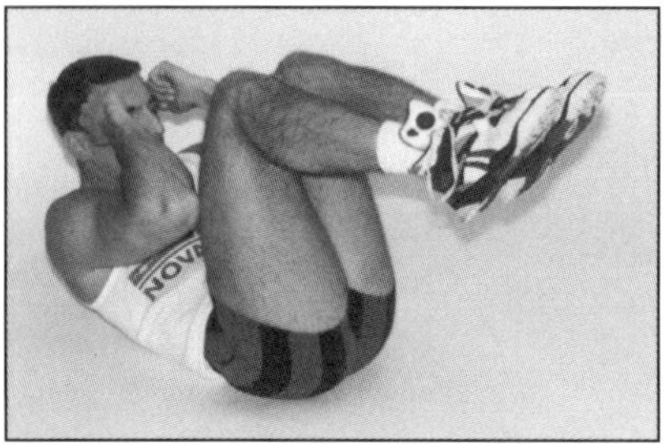

c) Bauchpressen
Wiederholungen: 20
Höchstkontraktion: 1 Sek.

Aktive Pause
15 Sekunden

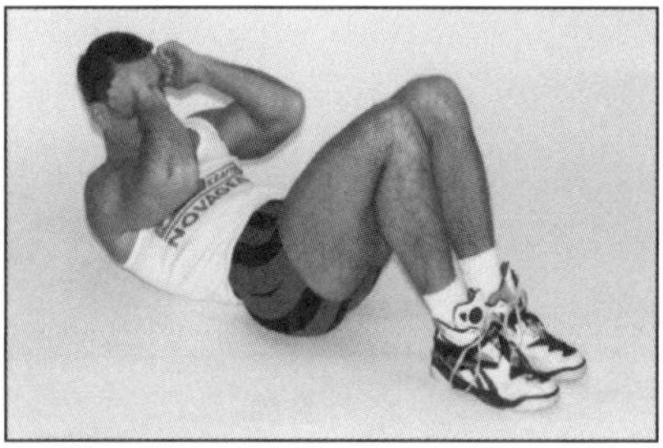

d) 1/4 Sit-Up
Wdh.: so viele wie möglich
Höchstkontraktion: kurz
Atmung: stoßartig

Ende des Bauchmuskel-Zyklus pro Trainingseinheit

Aerobes Training pro Woche

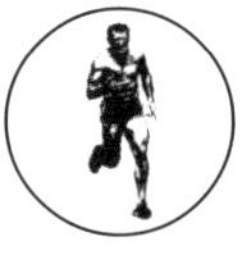

Powerwalking
2 x 25 Minuten

und

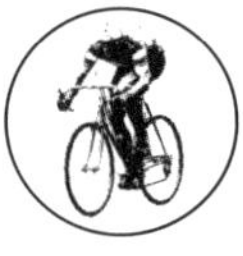

Fahrradergometer
2 x 25 Minuten

Ende Zyklus 2

Zyklus 3

Dauer: 3 Wochen
Bauchmuskeltraining: 4 x pro Woche
Aerobes Training: 5 x pro Woche

Nach Ende von Zyklus 3 wird das Bauchmuskeltraining für eine Woche ausgesetzt. Das aerobe Training wird allerdings unverändert weitergeführt. So können Sie sich für die kommenden, sehr intensiven Trainings-Zyklen optimal erholen.

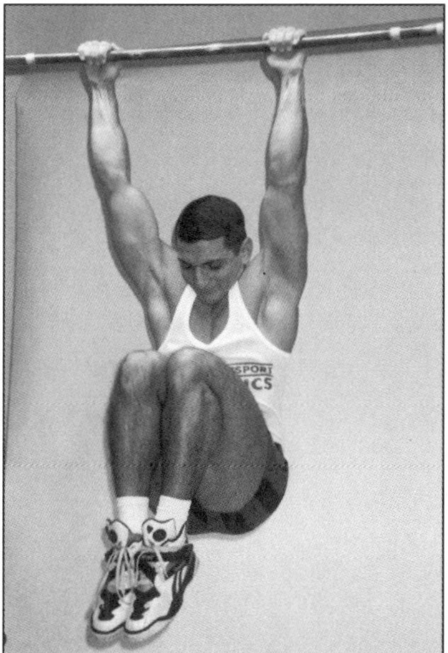

a) Knieheben hängend
Wiederholungen: 20
Höchstkontraktion: 1 Sek.

Ohne Pause

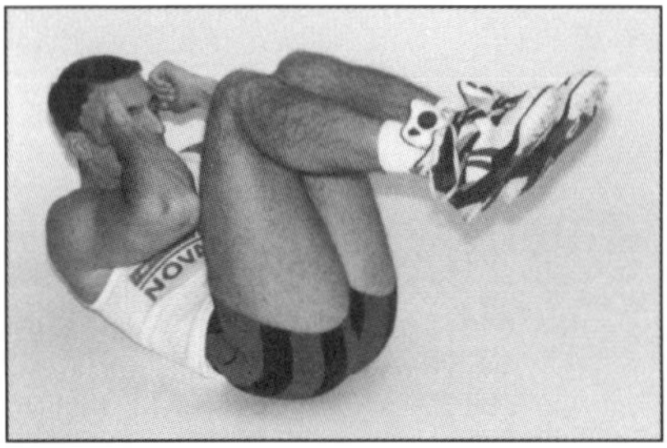

b) Bauchpressen
Wiederholungen: 15
Höchstkontraktion: 1 Sek.

Aktive Pause
60 Sekunden

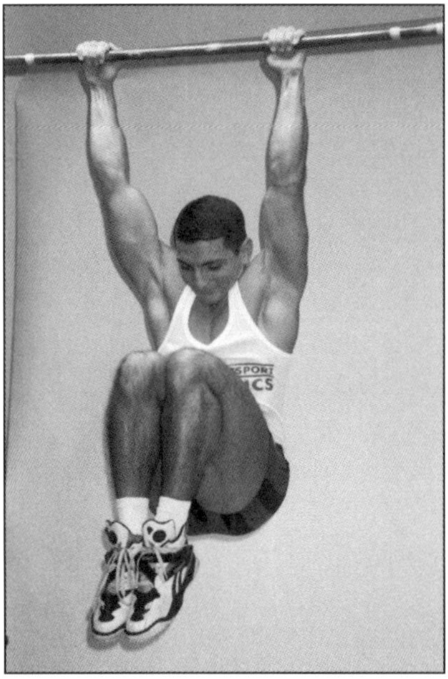

c) Knieheben hängend
Wiederholungen: 20
Höchstkontraktion: 1 Sek.

Aktive Pause
30 Sekunden

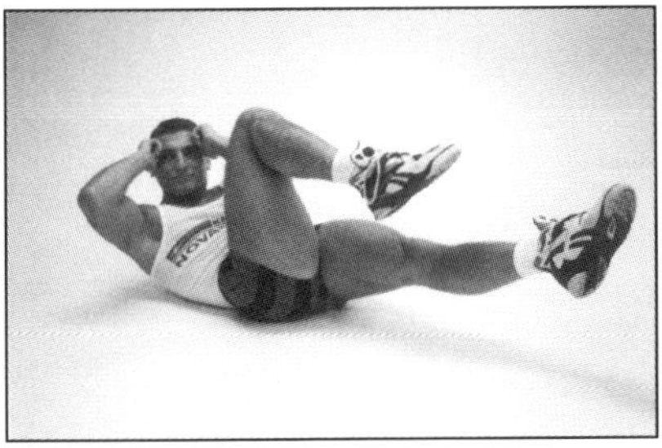

d) Beinheben alternierend
Wiederholungen: 20
Höchstkontraktion: kurz
Atmung: stoßartig

Ohne Pause

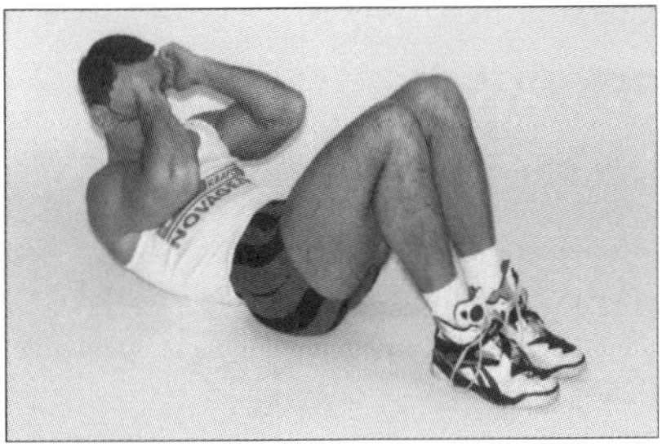

e) 1/4 Sit-Up
Wdh.: so viele wie möglich
Höchstkontraktion: kurz
Atmung: stoßartig

Ende des Bauchmuskel-Zyklus pro Trainingseinheit

Aerobes Training pro Woche

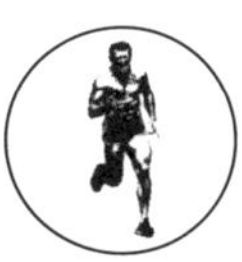

Powerwalking
3 x 35 Minuten

und

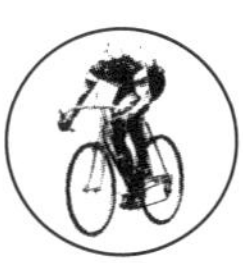

Fahrradergometer
2 x 35 Minuten

Ende Zyklus 3

Zyklus 4a

Dauer: 2 Wochen
Bauchmuskeltraining: 3 x pro Woche
Aerobes Training: 6 x pro Woche

Nach Ende von Zyklus 4a Übergang zu Zyklus 4b

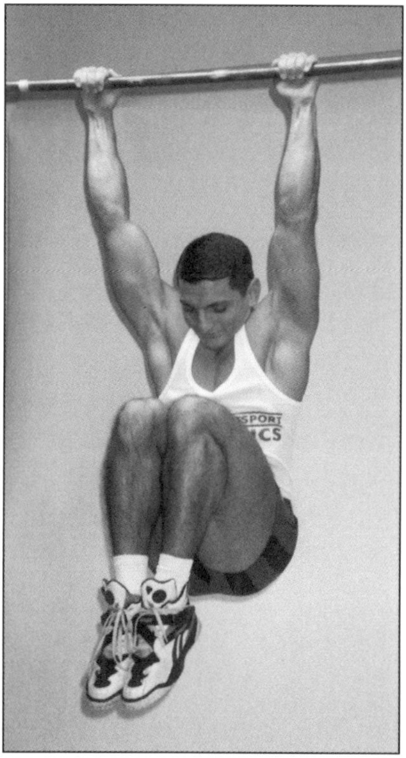

a) Knieheben hängend
Wiederholungen: 25
Höchstkontraktion: 2 Sek.

Aktive Pause
15 Sekunden

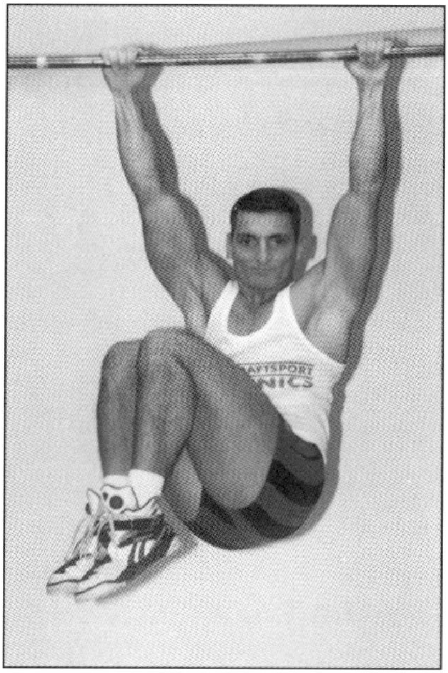

b) Knieheben hängend, gedreht
Wiederholungen: 20
Höchstkontraktion: 1 Sek.

Aktive Pause
60 Sekunden

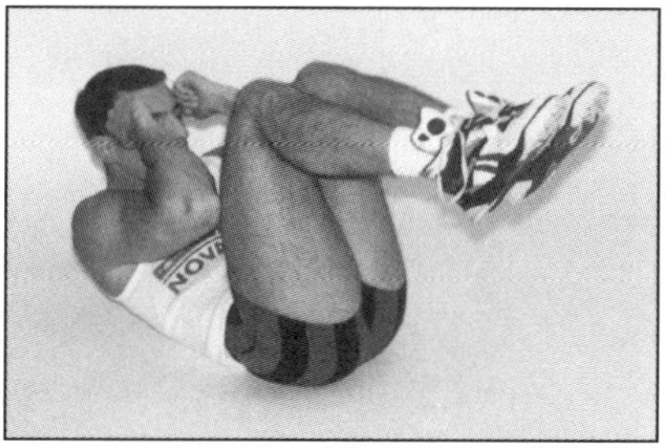

c) Bauchpressen
Wiederholungen: 25
Höchstkontraktion: 2 Sek.

Ohne Pause

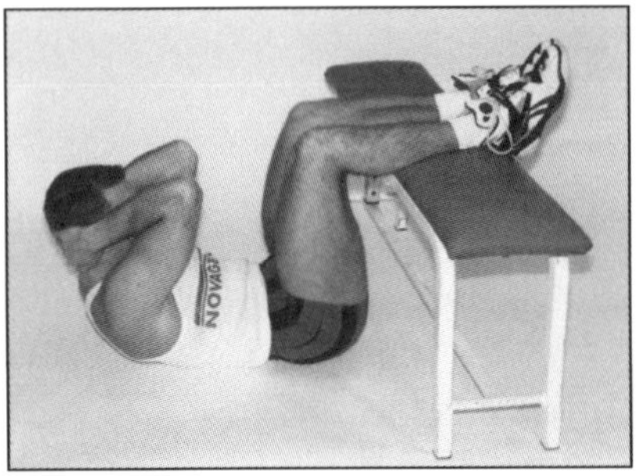

d) Bauchpressen an der Bank
Wiederholungen: 20
Höchstkontraktion: 1 Sek.

Aktive Pause
30 Sekunden

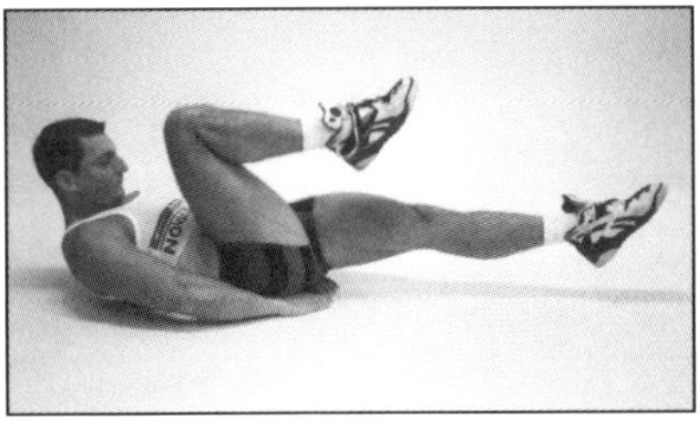

e) Beinheben alternierend, aufgestützt
Wdh.: so viele wie möglich
Höchstkontraktion: kurz
Atmung: stoßartig

Ende des Bauchmuskel-Zyklus pro Trainingseinheit

Aerobes Training pro Woche

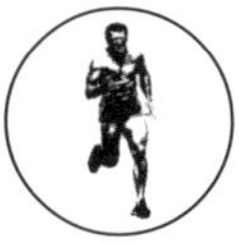

Powerwalking
3 x 45 Minuten

und

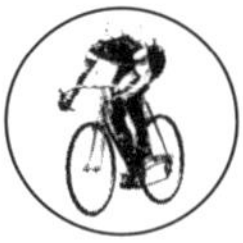

Fahrradergometer
3 x 45 Minuten

Ende Zyklus 4a

Zyklus 4b

Dauer: 2 Wochen
Bauchmuskeltraining: 3 x pro Woche
Aerobes Training: 6 x pro Woche

Nach Abschluß von Zyklus 4b gehen Sie für eine Woche auf Zyklus 3 zurück; das aerobe Training wird unvermindert weitergeführt. So konservieren Sie Ihren Trainingsstand und erholen sich besser für die 5er-Zyklen.

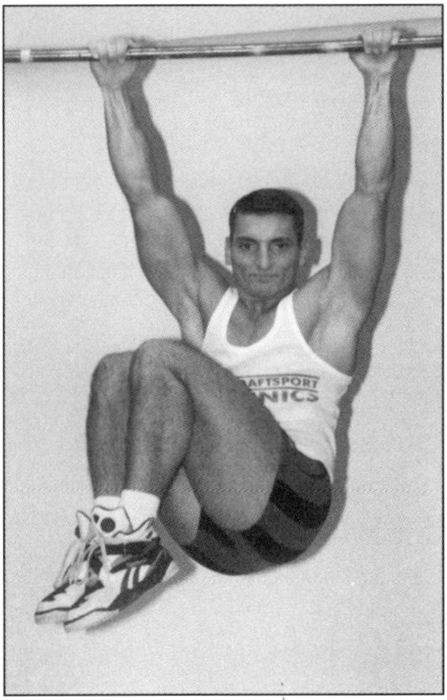

b) Knieheben hängend, gedreht
Wiederholungen: 25
Höchstkontraktion: 2 Sek.

Ohne Pause

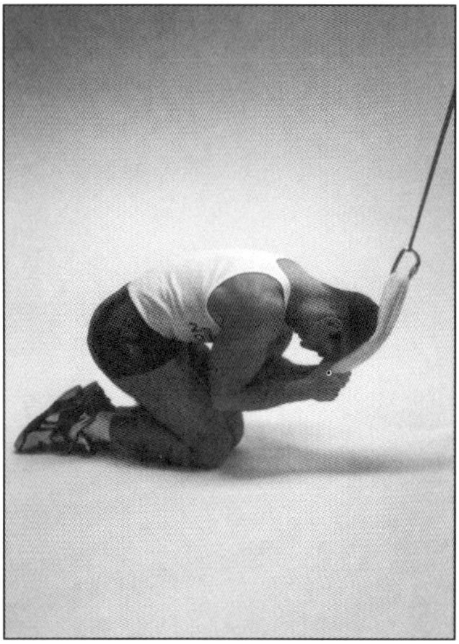

a) Bauchpressen am Kabel
Wiederholungen: 20
Höchstkontraktion: 1 Sek.

Aktive Pause
60 Sekunden

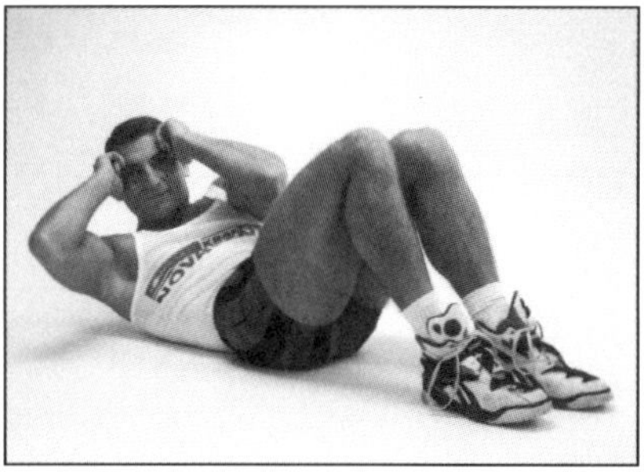

c) 1/4 Sit-Up, gedreht
Wiederholungen: 25
Höchstkontraktion: 1 Sek.

Ohne Pause

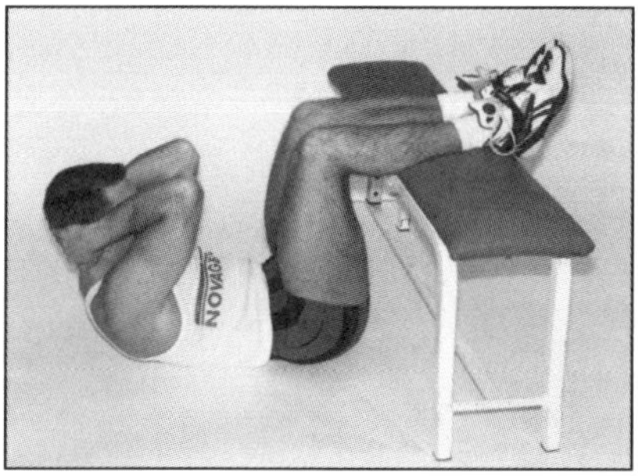

d) Bauchpressen an der Bank
Wiederholungen: 20
Höchstkontraktion: 2 Sek.

Aktive Pause
30 Sekunden

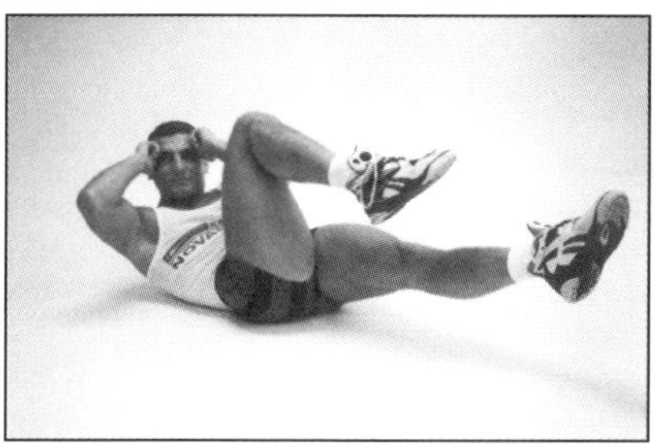

d) Beinheben alternierend, gedreht
Wdh.: so viele wie möglich
Höchstkontraktion: kurz
Atmung: stoßartig

Ende des Bauchmuskel-Zyklus pro Trainingseinheit

Aerobes Training pro Woche

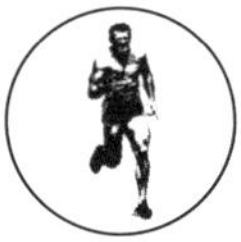

Powerwalking
3 x 50 Minuten

und

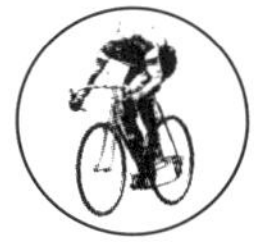

Fahrradergometer
3 x 50 Minuten

Ende Zyklus 4b

Zyklus 5a

Dauer: 2 Wochen
Bauchmuskeltraining: 3 x pro Woche
Aerobes Training: 7 x pro Woche

Nach Ende von Zyklus 5a Übergang zu Zyklus 5b

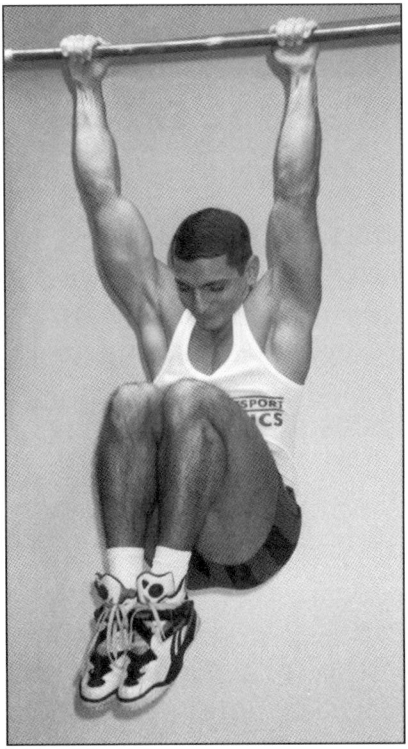

a) Knieheben hängend
Wiederholungen: 15
Superlangsam: 8 Sek.
bis zur Höchstkontraktion
Höchstkontraktion: 1 Sek.

Ohne Pause

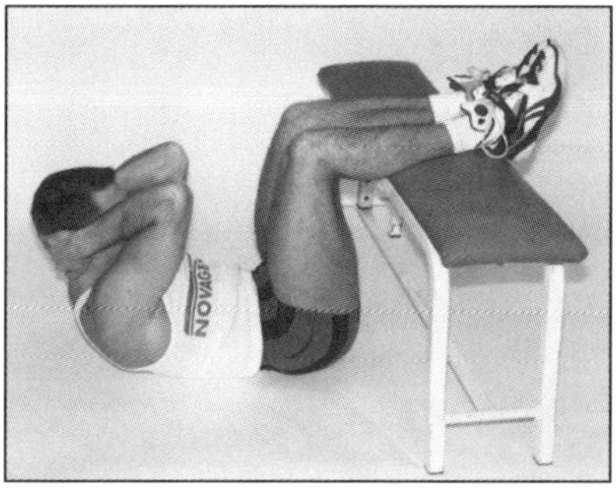

b) Bauchpressen an der Bank
Wiederholungen: 25
Höchstkontraktion: 2 Sek.

Aktive Pause
15 Sekunden

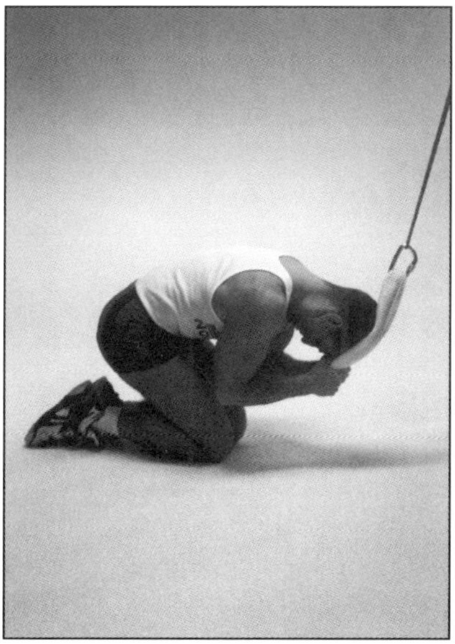

c) Bauchpressen am Kabel
Wiederholungen: 25
Höchstkontraktion: 2 Sek.

Ohne Pause

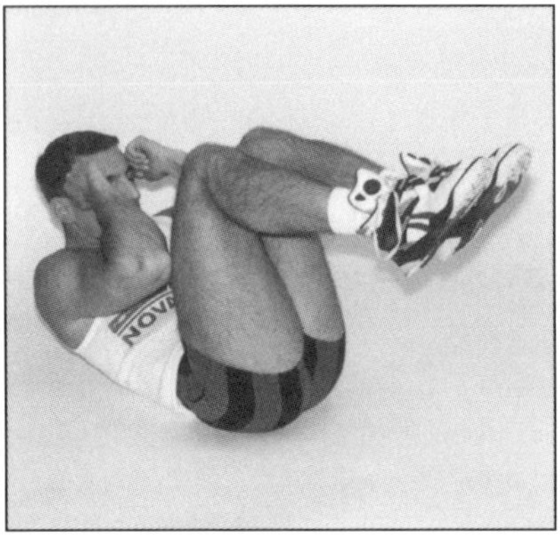

d) Bauchpressen
Wiederholungen: 25
Höchstkontraktion: 2 Sek.

Aktive Pause
30 Sekunden

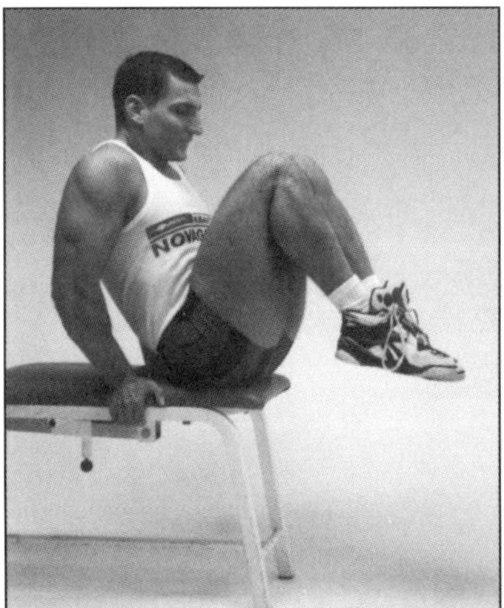

e) Beinheben, sitzend
Wiederholungen: 30
Höchstkontraktion: 1 Sek.

Ohne Pause

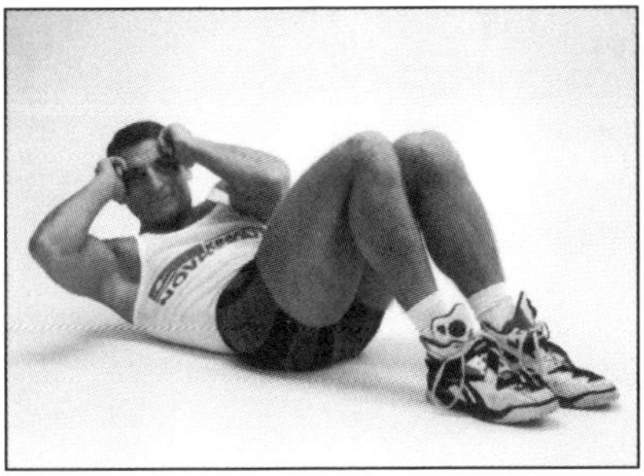

f) 1/4 Sit-Up, gedreht
Wdh.: so viele wie möglich
Höchstkontraktion: kurz
Atmung: stoßartig

Ende des Bauchmuskel-Zyklus pro Trainingseinheit

Aerobes Training pro Woche

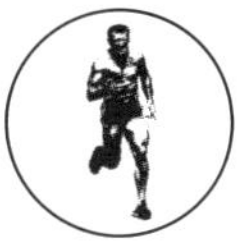

Powerwalking
4 x 55 Minuten

und

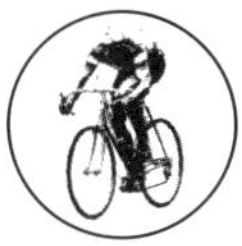

Fahrradergometer
3 x 55 Minuten

Ende Zyklus 5a

Zyklus 5b

Dauer: 2 Wochen
Bauchmuskeltraining: 3 x pro Woche
Aerobes Training: 7 x pro Woche

Nach Abschluß von Zyklus 5b legen Sie eine Erholungsphase von einer Woche ein. Auch das aerobe Training ruht in dieser Woche. Anschließend beginnen Sie wieder mit Zyklus 4a.

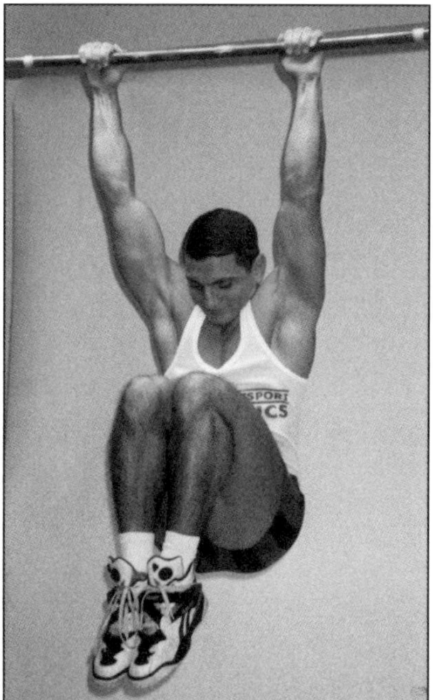

a) Knieheben hängend
Wiederholungen: 15
Superlangsam: 8 Sek.
bis zur Höchstkontraktion
Höchstkontraktion: 1 Sek.

Ohne Pause

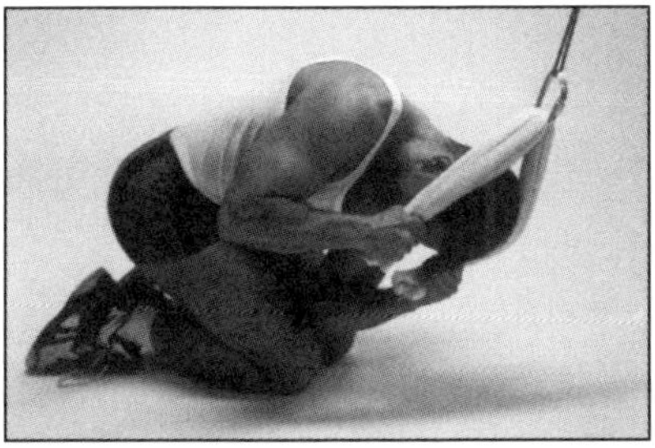

b) Bauchpressen am Kabel, gedreht
Wiederholungen: 30
Höchstkontraktion: 2 Sek.

Aktive Pause
15 Sekunden

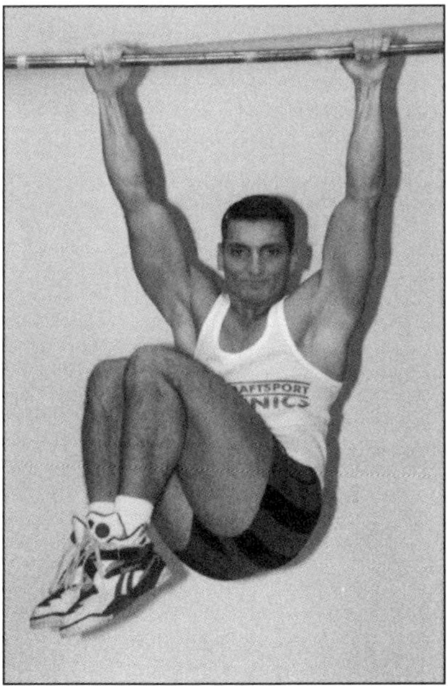

c) Knieheben hängend, gedreht
Wiederholungen: 25
Höchstkontraktion: 2 Sek.

Ohne Pause

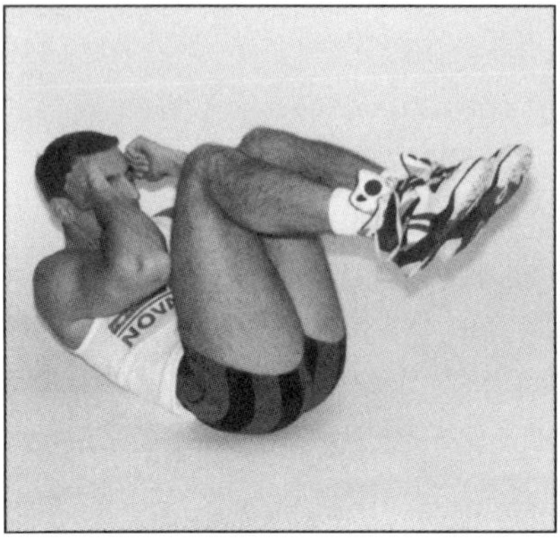

d) Bauchpressen
Wiederholungen: 25
Höchstkontraktion: 2 Sek.

Aktive Pause
30 Sekunden

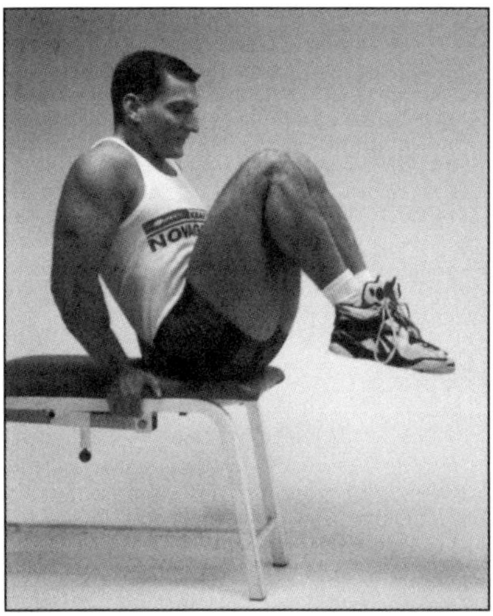

e) Beinheben sitzend
Wiederholungen: 25
Höchstkontraktion: 1 Sek.

Ohne Pause

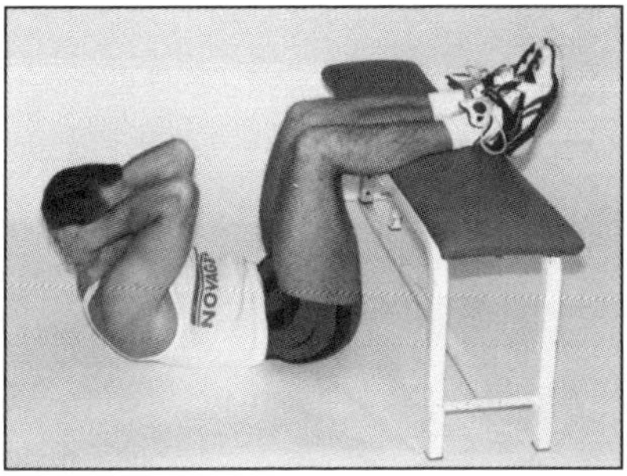

f) Bauchpressen an der Bank
Wdh.: so viele wie möglich
Höchstkontraktion: kurz
Atmung: stoßartig

Ende des Bauchmuskel-Zyklus pro Trainingseinheit

Aerobes Training pro Woche

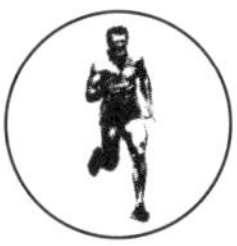

Powerwalking
4 x 60 Minuten

und

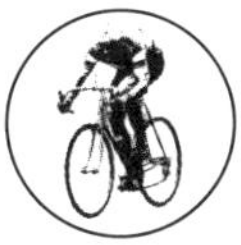

Fahrradergometer
3 x 60 Minuten

Ende Zyklus 5b

NOVAGENICS		Bauchtraining				Aerobes Training						
Checkliste **Bauchprogramm**		hohe Intensität/ kurze Dauer Trainings-einheiten				niedrige Intensität/lange Dauer Trainingseinheiten						
	Woche	1	2	3	4	1	2	3	4	5	6	7
Zyklus 1	1											
	2											
	3											
Zyklus 2	4											
	5											
	6											
Zyklus 3	7											
	8											
	9											
Erholungsphase	10											
Zyklus 4a	11											
	12											
Zyklus 4b	13											
	14											
Zyklus 3	15											
Zyklus 5a	16											
	17											
Zyklus 5b	18											
	19											
Erholungsphase	20											
Ende Bauchprogramm – Neustart mit Zyklus 4a												

»DER AUFBAU ÜBERWÄLTIGENDER BAUCHMUSKELN
ERFORDERT ENTSCHLOSSENHEIT,
KONZENTRATION UND TOTALE INTENSITÄT.«

DAVE TUTTLE

»AM BESTEN IST ES, NIEMALS SOVIEL FETT ANZUHÄUFEN, DASS DIE BAUCHMUSKELN ZUR ERINNERUNG WERDEN.«

MIKE MENTZER

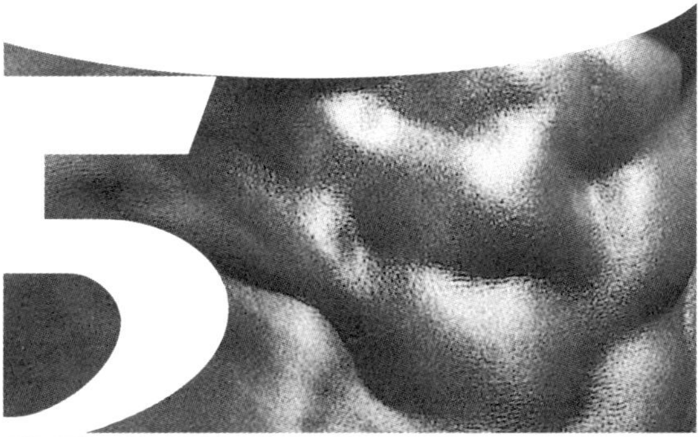

5 Fragen + Antworten

F.: *Wie soll ich während des Bauchmuskeltrainings atmen?*

A.: Da Übungen für die Bauchmuskeln sich nicht von Übungen für andere Körperteile unterscheiden, empfiehlt sich auch hier ein Atemzug pro Wiederholung. Wichtig ist, daß Sie bei der Anstrengung ausatmen, während der Höchstkontraktionsphase die Lungen vollständig entleeren und erst in der Entspannungsphase wieder einatmen. Dadurch erzielen Sie eine gute Sauerstoffversorgung, die ein intensives und konzentriertes Training möglich macht.

F.: *Wann ist die beste Zeit, um die Bauchmuskeln zu trainieren?*

A.: Das hängt ganz von Ihren individuellen Zielen ab. Wenn Sie Ihren Bauchmuskeln besondere Aufmerksamkeit schenken wollen, dann trainieren Sie sie zu Beginn einer Trainigseinheit, wenn Sie noch voller Energie sind. Wenn allerdings Kniebeugen oder schweres Kreuzheben auf dem Trainingsplan steht – Übungen, bei denen die Bauchmuskeln eine wichtige stabilisierende Funktion ausüben – sollte das Bauchmuskeltraining besser danach durchgeführt werden. Die meisten Athleten trainieren die Bauchmuskeln ohnehin gern zum Ende einer Trainingseinheit.

F.: *Kann ich meine Bauchmuskeln bis zum Tag des Wettbewerbs trainieren?*
A.: Die Bauchmuskeln sollten während der letzten zehn Tage vor einer Show überhaupt nicht trainiert werden. Trainiert man die Körpermitte, erhöht man neben der Verbesserung des Muskeltonus nicht nur die Größe der Muskeln, sondern auch die Fähigkeit, Wasser zu speichern. So laufen Sie Gefahr, eine scharfe Definition der Körpermitte zu erschweren. Unterlassen Sie deshalb das Bauchmuskeltraining kurz vor dem Wettbewerb, aber halten Sie den Muskeltonus aufrecht, indem Sie regelmäßig vor dem Spiegel posen.

F.: *Ich habe vor einem Jahr mit Bodybuilding begonnen. Den Bauchmuskeln schenkte ich besondere Aufmerksamkeit, indem ich sie fast täglich trainiert habe. Anfangs machte ich auch gute Fortschritte, aber mittlerweile habe ich das Gefühl, auf der Stelle zu treten, obwohl ich 6-7 mal pro Woche trainiere. Woran kann das liegen?*
A.: Sie trainieren einfach zuviel. Bei intensivem Aufbautraining braucht der Körper entsprechend Zeit zur Regeneration, andernfalls kommt es zu Übertraining. Legen Sie zunächst einmal eine zweiwöchige Pause ein, in der Sie andere Sportarten

ausüben. Beginnen Sie danach wieder mit dem Training, beschränken Sie sich jedoch auf 3-4 intensive Trainingseinheiten pro Woche. Achten Sie außerdem auf Ihre Ernährung. Eine unzureichende Zufuhr von komplexen Kohlenhydraten und Proteinen kann den Trainingseffekt schmälern.

F.: *In welcher Reihenfolge soll ich meine Bauchmuskeln trainieren? Wenn ich mit Übungen für die oberen Bauchmuskeln beginne, kann ich mich später nicht mehr auf die unteren konzentrieren.*
A.: Die »oberen« Bauchmuskeln (genauer, der obere Teil des Rectus abdominis) werden schon stark gefordert, wenn Sie sich allein auf die »unteren« Bauchmuskeln (genauer, den unteren Teil des Rectus abdominis) konzentrieren. Umgekehrt verhält es sich nicht so: Die »oberen« Bauchmuskeln lassen sich recht gut isolieren, etwa durch 1/4 Sit-Ups. Am effektivsten trainieren Sie also zuerst die »unteren« Bauchmuskeln (etwa durch Beinheben hängend), bevor Sie sich Übungen zuwenden, die die »oberen« stärker belasten. Dieser Aspekt wurde bei den Trainings-Zyklen im vorangegangenen Kapitel berücksichtigt.

F.: *Müssen Frauen ihre Bauchmuskeln anders trainieren als Männer?*
A.: Nein, das Bauchmuskeltraining für Frauen unterscheidet sich nicht von dem der Männer. Beide Geschlechter verfügen über die gleichen Muskelstrukturen in der Körpermitte und sollten daher mit den gleichen Übungen und Wiederholungszahlen trainieren.

F.: *Ich habe von Natur aus eine breite Taille. Kann ich die Taille »schmaler« trainieren?*

A.: Das können Sie. Verzichten Sie auf alle Übungen, die den seitlichen Bauchmuskel beanspruchen (den Obliquus externus abdominis). Besonders das Seitbeugen mit Gewicht verbreitert die Taille enorm, da der seitliche Bauchmuskel gut darauf anspricht. Verzichten Sie generell auf zusätzliches Gewicht, da dies Ihre Bauchmuskeln (durch die hohe Belastung) schnell »dick«, und die Mittelpartie damit klobig erscheinen läßt. Statt dessen sollten Sie verstärkt die Brust, den Rücken und die Schultern trainieren, um die V-Form des Oberkörpers zu verbessern und die Taille so schmaler wirken zu lassen.

Gut ausgeprägte Oberschenkel tragen ebenfalls dazu bei, die Taille optisch schmaler erscheinen zu lassen. Ein gut entwickelter vorderer Oberschenkelmuskel (Quadrizeps) setzt sehr hoch an, »verlängert« dadurch das Bein und erweckt den Eindruck einer dynamisch ausladenden Hüftgegend.

F.: *Verhindern gut entwickelte Bauchmuskeln tatsächlich Rückenschmerzen?*
A.: Rückenschmerzen entstehen oft durch ein Ungleichgewicht in der Entwicklung der Bauch- und Rückenmuskeln. Viele Sportler schenken dem Training der Rückenmuskulatur besondere Aufmerksamkeit, vernachlässigen aber das Training der Bauchmuskeln. Beide Muskelgruppen stützen allerdings die Wirbelsäule und wirken zusammen wie ein Korsett. Daher ist es wichtig, sowohl einen starken Rücken als auch eine kräftige Bauchmuskulatur zu entwickeln.

F.: *Ist es sinnvoll, die Bauchmuskeln mit zusätzlichem Gewicht zu trainieren?*

A.: Wer auf eine gute Symmetrie Wert legt, sollte die Bauchmuskeln nicht mit Gewichten trainieren. Schon die Bodybuilding-Stars der früheren Jahre verzichteten weitgehend auf Bauchtraining mit Gewichten, da es ihre Taille breiter erscheinen ließ. Wenn Sie allerdings nicht so sehr an einer schmalen Taille interessiert sind, sondern vielmehr »starke« Bauchmuskeln entwickeln möchten, so können Sie durchaus Gewicht einsetzen.

F.: *Als Frau befinden sich meine Problemzonen eher am Po und an den Oberschenkeln, als am Bauch. Wie kann ich trainieren, um Cellulite und Fettpölsterchen an diesen Stellen zu bekämpfen?*
A.: Unsere Trainings-Zyklen für die Bauchmuskulatur eignen sich auch optimal für diese Problemzonen. Das vordringliche Problem vieler Frauen ist eigentlich ein zu hoher Körperfettanteil. Im Gegensatz zu den Männern, die eher am Bauch »ansetzen«, befinden sich die Hauptfettspeicher des weiblichen Körpers am Po und an den Oberschenkeln. Cellulite kann sich nur ausprägen, wenn zuviel Körperfett vorhanden ist. Die aeroben Trainingseinheiten unseres Bauchprogramms eignen sich sehr gut für einen Fettabbau am ganzen Körper, auch an den Problemzonen.

* * *

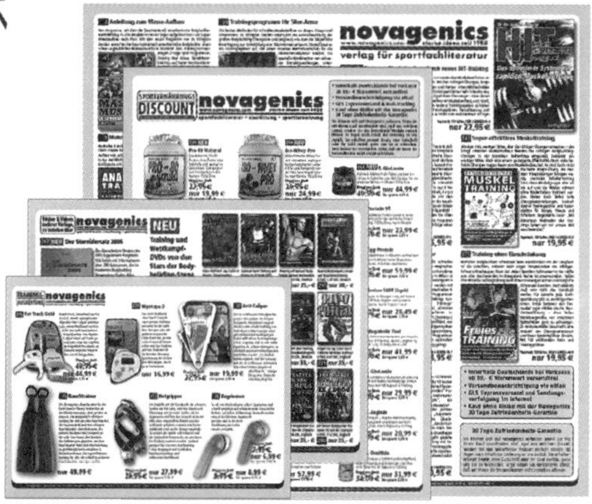

novagenics.com

Fordern Sie unser Gratis-Infopaket an

Novagenics (gegründet 1988) verlegt und vertreibt Bücher über Training, Diät und Leistungsernährung, sowie ausgewählte Trainingsausrüstung und Sporternährung zu Discount-Preisen. Fordern Sie mit dieser Postkarte (das Porto übernimmt Novagenics) das aktuelle Gratis-Infopaket an.

☐ **Ja, senden Sie mir umgehend das aktuelle Novagenics-Infopaket.**

Anforderung per Telefon unter +49 (0) 2932-28982, Fax 26362

Ihre Meinung ist sehr wichtig! Bitte helfen Sie uns, den Kundenservice weiter zu verbessern:

Kreuzen Sie einfach an, welche Noten auf der Skala von 1 (sehr gut) bis 6 (ungenügend) wir Ihrer Meinung nach verdient haben. Danke.

Welches Novagenics-Buch haben Sie gelesen?

Buch A ....

Buch B ....

Buch C ....

Wie hat es Ihnen gefallen?	Wie war die sprachliche Qualität?	War es sein Geld wert?
Buch A 1 2 3 4 5 6	Buch A 1 2 3 4 5 6	Buch A 1 2 3 4 5 6
Buch B 1 2 3 4 5 6	Buch B 1 2 3 4 5 6	Buch B 1 2 3 4 5 6
Buch C 1 2 3 4 5 6	Buch C 1 2 3 4 5 6	Buch C 1 2 3 4 5 6

Wie bewerten Sie die anderen Leistungen von Novagenics?

Ehrlichkeit (Stimmen unsere Aussagen in Anzeigen und Katalog?)
1 2 3 4 5 6

Erfüllt unsere Kundenbetreuung Ihre Erwartungen? (z.B. Freundlichkeit am Telefon)
1 2 3 4 5 6

Reaktionszeit (wurde Ihre Bestellung schnell zugesandt?)
1 2 3 4 5 6

Kulanz / Garantie (haben wir Ihre Beschwerden / Reklamationen richtig behandelt? Oder glauben Sie, daß wir Sie im Falle einer Reklamation voll zufriedenstellen würden?)
1 2 3 4 5 6

Waren die Versandkosten tragbar für Sie?
1 2 3 4 5 6

Wie bewerten Sie Novagenics im Vergleich zu anderen Sportverlagen?
1 2 3 4 5 6

Was können wir verbessern? ....

....

Was machen andere besser? ....

novagenics.com

Wenn Sie mehr über Novagenics und unsere Bücher zu den Themen Diät & Leistungsernährung, Nahrungsergänzungen & Supplements, Training für Bodybuilding & Fitness, sowie unser Angebot an Trainingsausrüstung und unseren Sporternährungs-Discount erfahren möchten, bestellen Sie unser aktuelles Gratis-Infopaket mit dieser Postkarte, oder rufen Sie einfach an unter +49 (0) 2932 - 28982. Sie können das kostenlose Infopaket auch per Fax ordern +49 (0) 2932 - 26362, per Brief (Novagenics • Postfach 1163 • 59701 Arnsberg, Deutschland), oder per E-Mail (info@novagenics.com).

Wir würden uns freuen, wenn Sie die kurzen Fragen auf dieser Postkarte ebenfalls beantworten würden. Ihre Meinung interessiert uns sehr; wir sind stets bemüht, unseren Service nach Ihren Wünschen zu gestalten. Dafür brauchen wir aber ein „Feedback" von unseren Kunden. Vielen Dank für Ihr Verständnis.

Hier bitte Ihre Adresse eintragen

Vorname

Nachname

Straße

Straße

Land PLZ Ort

Ort

Telefon-Nr. für eventuelle Rückfragen

email-Adresse

email-Adresse

LUFTPOST
PAR AVION
PRIORITAIRE

NE PAS AFFRANCHIR
NICHT FREIMACHEN

RÉPONSE PAYÉE / WERBEANTWORT
ALLEMAGNE

Novagenics Verlag
Postfach 1163

D-59701 Arnsberg